Prof. Dr. med. Claudia Trenkwalder

# Parkinson

2. Auflage

Prof. Dr. med. Claudia Trenkwalder

# Parkinson

## Die Krankheit verstehen und bewältigen

2., überarbeitete und erweiterte Auflage

Unter Mitarbeit von
Dr. med. Manfred Georg Krukemeyer,
Prof. Dr. med. Gunnar Möllenhoff und
Dipl.-Psych. Dr. Ellen Trautmann

Mit 55 farbigen Abbildungen

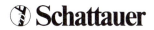

**Bibliografische Information der Deutschen Nationalbibliothek**
Die Deutsche Nationalbibliothek verzeichnet diese Publikation in der Deutschen Nationalbibliografie; detaillierte bibliografische Daten sind im Internet über http://dnb.d-nb.de abrufbar.

**Besonderer Hinweis:**
Die Medizin unterliegt einem fortwährenden Entwicklungsprozess, sodass alle Angaben, insbesondere zu diagnostischen und therapeutischen Verfahren, immer nur dem Wissensstand zum Zeitpunkt der Drucklegung des Buches entsprechen können. Hinsichtlich der angegebenen Empfehlungen zur Therapie und der Auswahl sowie Dosierung von Medikamenten wurde die größtmögliche Sorgfalt beachtet. Gleichwohl werden die Benutzer aufgefordert, die Beipackzettel und Fachinformationen der Hersteller zur Kontrolle heranzuziehen und im Zweifelsfall einen Spezialisten zu konsultieren. Fragliche Unstimmigkeiten sollten bitte im allgemeinen Interesse dem Verlag mitgeteilt werden. Der Benutzer selbst bleibt verantwortlich für jede diagnostische oder therapeutische Applikation, Medikation und Dosierung.
In diesem Buch sind eingetragene Warenzeichen (geschützte Warennamen) nicht besonders kenntlich gemacht. Es kann also aus dem Fehlen eines entsprechenden Hinweises nicht geschlossen werden, dass es sich um einen freien Warennamen handelt.
Das Werk mit allen seinen Teilen ist urheberrechtlich geschützt. Jede Verwertung außerhalb der Bestimmungen des Urheberrechtsgesetzes ist ohne schriftliche Zustimmung des Verlages unzulässig und strafbar. Kein Teil des Werkes darf in irgendeiner Form ohne schriftliche Genehmigung des Verlages reproduziert werden.

© 2011, 2015 by Schattauer GmbH, Hölderlinstraße 3, 70174 Stuttgart, Germany
E-Mail: info@schattauer.de
Internet: www.schattauer.de
Printed in Germany

Lektorat: Tina Schneider, Ruth Becker
Umschlagabbildung: Patrizia Tilly © www.fotolia.de
Satz: am-productions GmbH, Wiesloch
Druck und Einband: Mayr Miesbach GmbH, Druck · Medien · Verlag,
Am Windfeld 15, 83714 Miesbach

Auch als E-Book erhältlich:
ISBN 978-3-7945-6940-3 (ePub)
ISBN 978-3-7945-6798-0 (PDF)

ISBN 978-3-7945-2975-9

# Vorwort der 2. Auflage

Liebe Patienten, liebe Angehörige,

nachdem ich in den letzten 25 Jahren viele unterschiedliche Patienten mit der Parkinson-Krankheit und anderen Parkinson-Syndromen gesehen und betreut habe, gibt es eine Reihe von Botschaften, die ich meinen Patienten und ihren Angehörigen gerne mitgeben möchte. Das sind viele kleine Details, um diese Krankheit deutlicher, weniger beängstigend, greifbarer erscheinen zu lassen. Meine Kollegen und ich möchten Ihnen aufzeigen, wie die Beschwerden und Probleme bei Patienten mit Parkinson-Syndromen aussehen können und was man dagegen tun kann.

Es ist also eigentlich ein ganz einfaches Buch, ein „Kochbuch" für Parkinson-Erkrankte! Trotzdem habe ich versucht, einzelne für den Patienten wichtige Themen näher zu schildern und Ihnen hierbei spezifische Informationen und Ratschläge zu vermitteln. Diese Themen sind:

- die frühe Diagnose und Untersuchung der Parkinson-Krankheit,
- die Behandlung mit Medikamenten und wie sie wirken,
- die Therapie mit Medikamenten-Pumpen und der Tiefen Hirnstimulation,
- die psychologischen Probleme, die durch die Erkrankung entstehen,
- Informationen zu verschiedenen Operationen und
- kurze Hilfestellungen für den Alltag.

Neu in dieser Auflage des Buches ist die erstmalige Schilderung der Symptome und Diagnose von sogenannten **„atypischen Parkinson-Syndromen"**. Diese Erkrankungen können sich sehr ähnlich wie eine Parkinson-Erkrankung manifestieren und werden oft mit dieser im Anfangsstadium verwechselt. Dieses Buch soll eine Hilfestellung sein, um die Gemeinsamkeiten aber auch die Unterschiede der Parkinson-Syndrome zu verstehen, und zumindest einige Einblicke in die Entstehung der Erkrankungen und in unterschiedliche diagnostische Methoden geben.

## Vorwort

Neuere Erkenntnisse der Forschung, der Genetik und der verbesserten Therapiemethoden wie Medikamenten-Pumpen oder die Tiefe Hirnstimulation sind ebenfalls in diesem Buch verständlich erklärt.

Was ich Ihnen aber insbesondere vermitteln möchte: Die Parkinson-Krankheit und atypische Parkinson-Syndrome sind keine einfachen, sondern komplexe Krankheiten. Manchmal sind die Beschwerden schillernd und schwierig einzuordnen – aber es gibt meist eine Erklärung für die Beschwerden und oft auch eine gute Therapie. Vielleicht lässt sich keine optimale Lösung mehr für die Feinbeweglichkeit oder das Zittern oder die Gleichgewichtsstörung erreichen, aber eine Verbesserung der Lebensqualität ist mit der Kombination unterschiedlicher Methoden – einschließlich Medikamenten, Logopädie, Krankengymnastik und Stimmungsaufhellung – fast immer möglich. Und letztendlich streben Sie doch danach, Ihrem Leben wieder mehr Zuversicht und ein bisschen Spaß und Freude zu geben. Auch wenn die Hand beim Schreiben zittert oder wenn Fahrradfahren nicht mehr möglich ist – Lebensqualität ist mehr als das. Vielleicht entdecken Sie neue, kreative Hobbys oder lernen neue Mitmenschen kennen, die sich ebenfalls mit Parkinson beschäftigen – einen Versuch ist es allemal wert!

Dieser Ratgeber soll Sie dazu verleiten, die Probleme der verschiedenen Parkinson-Syndrome besser zu verstehen und deshalb anzupacken, er soll Ihnen positive Impulse geben, trotz Parkinson etwas zu wagen – weil Sie besser informiert sind, weil Sie wissen, wie und warum diese Erkrankungen behandelt werden – und Ihnen vermitteln, was Sie trotz dieser Krankheit noch alles unternehmen können.

Kassel, im Herbst 2014                                              **Claudia Trenkwalder**

# Anschriften der Autoren

**Dr. med. Manfred Georg Krukemeyer**
Vorsitzender der Gesellschafterversammlung
Paracelsus-Kliniken
Sedanstraße 109
49076 Osnabrück

**Prof. Dr. med. Gunnar Möllenhoff**
Raphaelsklinik Münster GmbH
Unfall- und orthopädische Chirurgie
Loerstraße 23
48143 Münster

**Univ.-Prof. Dr. med. Claudia Trenkwalder**
Universitätsmedizin Göttingen
Paracelsus-Elena-Klinik Kassel
Zentrum für Parkinson-Syndrome und Bewegungsstörungen
Klinikstraße 16
34128 Kassel

**Dipl.-Psych. Dr. Ellen Trautmann**
Paracelsus-Elena-Klinik Kassel
Zentrum für Parkinson-Syndrome und Bewegungsstörungen
Klinikstraße 16
34128 Kassel

# Inhalt

## Die Parkinson-Krankheit

Grundlagen .................................................. 3

Frühe Anzeichen eines Parkinson-Syndroms .................. 5
Riechvermögen ............................................... 5
Schlafstörungen ............................................. 5
Blutdruckregulationsstörungen ................................ 6
Verdauung (Verstopfung, Obstipation) ........................... 7
Sehstörungen ................................................ 7

Woran erkennt man Parkinson? ............................... 9
Zittern (Tremor) ............................................ 10
Verlangsamung der Bewegungsabläufe und Unbeweglichkeit
(Bradykinese oder Akinese) .................................. 11
Muskelsteifheit (Rigor) ...................................... 11
Geh- und Haltungsstörungen (posturale Reflexe, Stellreflexe) ....... 12
Nichtmotorische Symptome .................................... 13
    Depressive Verstimmung (Seelische Beschwerden) ................. 14
    Schlafstörungen ........................................... 14
    Blasen- und/oder Erektionsstörungen .......................... 15
    Gewichtsveränderungen ...................................... 15
    Mimik und Stimme .......................................... 15
    Intelligenz und geistige Fähigkeiten ........................... 16
    Störungen der Schweißsekretion ............................... 16
    Fettige Haut und Schuppenbildung (Seborrhöe) ................... 17
    Schmerzen ................................................ 17

Diagnosestellung ............................................ 19
Die diagnostischen Methoden im Überblick ....................... 20
    Craniale Computertomografie (CCT) ........................... 20

## Inhalt

Kernspintomografie (Magnetresonanztomografie, MRT cerebral, MRT des Kopfes) .................................................. 21
DaTSCAN ........................................................................ 21
Hirnparenchymsonografie, Ultraschall der Substantia nigra (HPS) ...... 23
Riechtest ........................................................................ 24
Schlaflabor ...................................................................... 24

### Warum erkranken manche Menschen, andere nicht? ........... 26
Genetik (Vererbung) ............................................................ 28
Wie kommunizieren Nervenzellen untereinander? ................... 31
Umweltfaktoren ................................................................. 32

### Diagnose Parkinson: Was nun? ................................. 34
Die Erfolgsaussichten ......................................................... 34

### Atypische Parkinson-Syndrome ................................. 37
Multisystematrophie (MSA) .................................................. 37
    Diagnostik ................................................................. 41
    Verlauf ...................................................................... 41
    Therapie .................................................................... 42
Progressive Supranukleäre Blicklähmung (Blickparese) (PSP) ......... 43
    Diagnostik ................................................................. 45
    Therapie .................................................................... 45
    Physiotherapie ............................................................ 46
    Logopädie ................................................................. 46
CBD (kortikobasalganglionäres Syndrom, kortikobasale Degeneration) ................................................................... 47
    Diagnostik ................................................................. 49
    Therapie .................................................................... 49
    Verlauf ...................................................................... 50
Lewy-Körper-Erkrankung (Lewy-Body-Disease, LBD oder DLB) oder Lewy-Körper-Demenz ................................................... 50
    Diagnostik ................................................................. 50
    Therapie und Verlauf ................................................... 51

Normaldruck-Hydrocephalus (NPH) .............................. 52
    Diagnostik ................................................. 52
    Therapie und Verlauf ........................................ 53
Medikamenteninduzierte Parkinson-Syndrome ..................... 53

# Die Behandlungsmöglichkeiten

Welche Behandlungsmöglichkeiten gibt es? ................... 57

**Medikamentöse Behandlung** ................................. 58
Die medikamentöse Behandlung zu Beginn der Erkrankung .......... 58
Wann sollte insbesondere schnell behandelt werden? ............... 59
Welche Medikamente? ......................................... 61
    L-Dopa-Medikamente ....................................... 63
    Dopamin-Agonisten ......................................... 65
    Amantadin ................................................. 67
    Budipin ................................................... 68
    MAO-B-Hemmer ............................................ 68
    COMT-Hemmer ............................................. 69
    Anticholinergika ........................................... 70
    Die Parkinson-Therapie im Spätstadium – das Problem der
    Wirkfluktuationen .......................................... 70
    Behandlung von Wirkfluktuationen ............................ 72

**Operative Therapie der Parkinson-Krankheit mit der Tiefen Hirnstimulation (THS)** ........................................ 75
Die Methode ................................................. 75
Was kann durch eine operative Therapie gebessert werden? ......... 78
Wer ist geeignet für eine Operation? ............................ 79
Wer ist nicht geeignet für eine Operation? ....................... 79
Nachsorge bei THS ............................................ 80
Allgemeines zur Technik ....................................... 81

## Inhalt

Krankengymnastik .......................................... 82

Logopädie ................................................. 84

Psychologische Maßnahmen und Psychotherapie .............. 85
Ellen Trautmann
Warum ist psychisches Wohlbefinden wichtig? .................... 87
Partnerschaft und Parkinson ................................... 91
Wann sind psychologische Maßnahmen sinnvoll? ................. 93

# Leben mit Parkinson

Ernährung ................................................. 97

Parkinson im Alltag ........................................ 101
Alltagstätigkeiten ............................................. 101
Umgang mit Freunden und Bekannten ......................... 102

Berufsleben mit Parkinson ................................. 103

Reisen .................................................... 105

Autofahren ................................................ 107

# Operationen bei Parkinson-Patienten
Manfred Georg Krukemeyer, Gunnar Möllenhoff

Allgemeinchirurgie ........................................ 111

Unfallchirurgie und Orthopädie ............................. 114
Schultergürtel und obere Extremität ........................... 114
Kopf-, Wirbelsäulen- und Beckenverletzungen .................. 115
Fuß und untere Extremität .................................... 116

## Herz- und Gefäßchirurgie .................................. 119
Koronare Herzerkrankung ...................................... 119
Thrombose und Embolie ........................................ 121

## Urologie .................................................... 122
Harnabflussstörungen ......................................... 122
Prostatatumoren .............................................. 123

## Augenheilkunde ............................................. 125
Kataraktoperationen – „Star-Operationen" ..................... 125
Der grüne Star ............................................... 125

# Anhang

## Internet-Links .............................................. 129
Kompetenznetz Parkinson ...................................... 129
Verbände ..................................................... 129
    national ............................................. 129
    international ........................................ 129
Therapie ..................................................... 130
Forschung .................................................... 130
Online-Selbsthilfegruppen .................................... 131

## Adressen ................................................... 132
Paracelsus-Elena-Klinik ...................................... 132
Deutsche Parkinson-Vereinigung e.V. .......................... 133

## Literatur .................................................. 134

## Sachverzeichnis ............................................ 137

## Abbildungsnachweise ........................................ 142

# Die Parkinson-Krankheit

# Grundlagen

Im Jahre 1817 beschrieb der Londoner Arzt James Parkinson erstmals die typischen Symptome der Parkinson-Erkrankung, die seitdem seinen Namen trägt. Heute wissen wir, dass Morbus Parkinson oder die Parkinson-Erkrankung keine seltene Krankheit ist. Sie tritt vor allem bei älteren Menschen auf, kann aber auch bereits jüngere Menschen zwischen 30 und 50 Jahren betreffen.

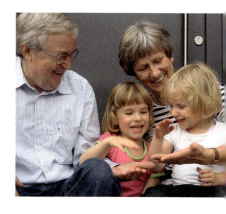

Man schätzt, dass in Deutschland bis zu 300 000 Menschen an der Parkinson-Erkrankung leiden. Inzwischen gehört Parkinson zu den am besten behandelbaren neurologischen Erkrankungen, wobei uns viele neue Medikamente seit den letzten zehn Jahren zur Verfügung stehen. Die Häufigkeit der Erkrankung nimmt mit dem Alter zu: Ein bis zwei Prozent aller über 65-Jährigen, jedoch drei Prozent aller über 80-Jährigen leiden an Parkinson. Obwohl die Parkinson-Erkrankung damit eine der häufigen Alterserkrankungen ist, wird oft übersehen, dass fast jeder vierte Betroffene vor dem 50. Lebensjahr erkrankt und etwa fünf bis zehn Prozent der Patienten sogar jünger als 40 Jahre alt sind. Bei der derzeitigen demografischen Entwicklung in Deutschland werden jedoch zunehmend ältere Menschen, d.h. die über 65-Jährigen, die Gruppe der Parkinson-Patienten darstellen.

Warum bei einigen Menschen die Parkinson-Erkrankung früher, bei anderen später eintritt, ist noch weitgehend unbekannt. Es wird jedoch immer deutlicher, dass gerade diejenigen, die bereits in jungen Jahren, also schon vor dem 50. oder gar 40. Lebensjahr, an Parkinson erkranken, eine erbliche Belastung in der Familie aufweisen. Man spricht dann von dem „Parkinson mit Beginn vor dem 50. Lebensjahr" und sollte bei diesen Patienten eine genaue Familiengeschichte erfragen und genetische Untersuchungen durchführen, d.h., das Erbmaterial des Patienten auf ganz bestimmte Gene untersuchen.

# Die Parkinson-Krankheit

Die Parkinson-Erkrankung gehört zu den neurologischen und speziell zu den neurodegenerativen Erkrankungen. Neurodegenerativ bedeutet, dass es bei der Parkinson-Erkrankung aus verschiedenen Ursachen zu einem vorzeitigen Verlust spezifischer Nervenzellen im Gehirn kommt. Hierbei sind insbesondere diejenigen Zellen befallen, die Dopamin, einen lebenswichtigen Nervenüberträgerstoff (sogenannter „Neurotransmitter") des Gehirns, produzieren. Meistens wird die Diagnose Parkinson anhand der äußerlich erkennbaren und vom Patienten berichteten Beschwerden durch den Arzt, insbesondere den Neurologen, gestellt. Die Diagnose eines Parkinson-Syndroms kann relativ verlässlich gestellt werden. Die unterschiedlichen Formen dieses Syndroms, das nicht gleichbedeutend mit der Parkinson-Erkrankung ist, zu unterscheiden, kann zu Beginn jedoch durchaus schwierig sein; denn nicht jeder Patient, der die klinischen Symptome eines Parkinson-Syndroms zeigt, leidet tatsächlich an der Parkinson-Erkrankung. Wir teilen die Parkinson-Syndrome in verschiedene Unterformen auf:

- die Parkinson'sche Erkrankung, auch Parkinson-Krankheit oder idiopathisches Parkinson-Syndrom genannt
- Es können „atypische Parkinson-Syndrome" auftreten:
  1. Multisystematrophie (MSA)
     a) vom striatonigralen Typ (MSA-P)
     b) vom cerebellären Typ (MSA-C)
  2. Progressive Supranukleäre Blickparese (PSP)
  3. Kortikobasalganglionäre Degeneration (CBD)
  4. Lewy-Körper-Erkrankung oder Lewy-Körper-Demenz (LBD)
  5. Normaldruck-Hydrocephalus (NPH)
  6. medikamenteninduzierte Parkinson-Syndrome

# Frühe Anzeichen eines Parkinson-Syndroms

## Riechvermögen

Erst in den letzten Jahren ist bekannt geworden, dass einzelne Vorboten, die auf ein beginnendes Parkinson-Syndrom hinweisen, schon lange bevor es zu Einschränkungen der Beweglichkeit kommt, auftreten können. Diese Vorboten bedeuten nicht immer, dass es sich um die klassische Parkinson-Erkrankung handelt, aber sie könnten Zeichen einer beginnenden Neurodegeneration sein. Zu diesen Vorboten zählt z. B. ein vermindertes Riechvermögen.

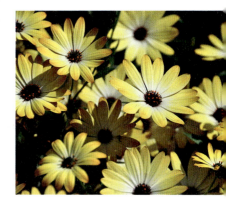

Inzwischen sind verschiedene Riechtests entwickelt worden, die prüfen, ob für bestimmte Geruchsstoffe wie z. B. Kaffee oder das typische Pizzagewürz Oregano eine verminderte Erkennung beim Riechen vorliegt. Ein vermindertes Riechvermögen muss nicht immer mit der Diagnose Parkinson einhergehen, sondern kann verschiedene Gründe haben, wie eine chronische Entzündung der Nasenschleimhäute oder andere Vorerkrankungen. Trotzdem ist der Riechtest ein wichtiger Baustein zur Früherkennung einer Parkinson-Erkrankung.

## Schlafstörungen

Eine besondere Art der Störung des Traumschlafes zählt ebenfalls zu den Frühsymptomen der Parkinson-Erkrankung. Hier handelt es sich um die Traumschlafverhaltensstörung, die auch als „REM-Sleep-Behavior-Disorder, RBD" bezeichnet wird. Erst in den letzten Jahren hat man entdeckt, dass

Patienten, die vermehrt an einer derartigen Störung leiden, oft Jahre später ein Parkinson-Syndrom entwickeln. Die REM-Schlafverhaltensstörung ist gekennzeichnet durch ein vermehrtes Sprechen, Schreien oder Lachen im Traumschlaf, verbunden mit Gestikulieren, heftigen Bewegungen oder auch Selbstverletzungen. Da der Traumschlaf meist in der zweiten Nachthälfte auftritt, werden diese Störungen vor allem gegen Morgen beobachtet. Der Patient selbst bemerkt davon oft nichts; nur wenige Patienten wachen durch diese Bewegungen oder durch das Sprechen auf. Umso mehr fällt diese Störung jedoch dem Bettpartner oder auch dem Betreuenden des Patienten auf, wenn er durch die lebhaften nächtlichen Bewegungen geweckt wird. Einige Patienten verletzen sich dabei sogar selbst, fallen aus dem Bett oder verletzen ihren Bettpartner. Diese Störung kann bereits Jahre vor dem Beginn von Bewegungsstörungen und der Diagnosestellung von Parkinson auftreten.

## Blutdruckregulationsstörungen

Zu den sogenannten Störungen des „autonomen oder vegetativen Nervensystems" gehören die Störungen der Blutdruckregulation. So kann es z. B. bei Patienten, die bisher einen normalen oder vielleicht sogar erhöhten Blutdruck zeigten, plötzlich zu sehr niedrigen Blutdruckwerten vor allem morgens beim Aufstehen kommen, sodass ihnen schwindelig oder schwarz vor den Augen wird. Dieses Phänomen nennt man „orthostatische Reaktion". Hierbei versackt das Blut vor allem in den Beinen, sodass eine vorübergehende Blutleere im Kopf entsteht, die Schwindel und Unsicherheitsgefühl verursacht. Diese Beschwerden können bis zu Kollapsneigungen und Ohnmachten führen. Es ist deshalb wichtig, den Blutdruck nicht nur im Liegen oder Sitzen zu messen, sondern auch einmal nach einigen Minuten im Stehen (Schellong-Test).

## Verdauung (Verstopfung, Obstipation)

Bereits zu Beginn der Erkrankung, bei vielen Patienten auch schon Jahre vorher, kann es zu einer Verminderung der Magenentleerung in den Darm und damit zu einem längeren Verweilen von Speisen oder auch Medikamenten im Magen kommen. Auch hierbei spielt das autonome oder vegetative Nervensystem eine entscheidende Rolle. Da dieses bei der Parkinson-Erkrankung typischerweise ebenfalls gestört ist, sind die Funktionen der Magen-Darm-Tätigkeit verlangsamt und vermindert. So kann es zu Verstopfung (Obstipation) kommen, obwohl sich die Ernährungsgewohnheiten nicht geändert haben. Viele Parkinson-Patienten klagen bereits vor der Diagnosestellung über Verdauungsstörungen, meistens im Sinne von Verstopfung, oder über Völlegefühl als Zeichen der verzögerten Magenentleerung.

## Sehstörungen

Viele Parkinson-Patienten beklagen zu Beginn, oder auch im Verlauf der Erkrankung, dass sie schlechter sehen. Dies kann darin bestehen, dass unschärfer gesehen wird, z. B. die Buchstaben beim Lesen verschwimmen oder auch allgemein die Farben blasser erscheinen. Manchmal können auch leichte Doppelbilder auftreten. Oftmals wird versucht, beim Augenarzt durch eine neue Brille diese Störung zu korrigieren, meistens bemerkt der Augen- 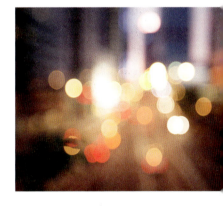 arzt jedoch keine Störung in der sogenannten Sehschärfe, dem Visus. Bekannt ist, dass Dopamin auch in der Netzhaut eine wichtige Rolle beim Sehvorgang spielt, insbesondere auch beim Farbensehen. Untersuchungen von vor über 20 Jahren zeigten bereits, dass Störungen der Kontrastschärfe und des Farbensehens ebenfalls ein frühes Zeichen einer beginnenden Parkinson-Erkrankung sein können. Diese sind jedoch nur mit spezifischen

Methoden, z. B. Farbtafeln, zu diagnostizieren. Manchmal können jedoch auch Störungen der sogenannten Akkommodation, d. h. der Umstellung des Auges vom Sehen in die Ferne auf das Sehen in der Nähe, durch Medikamente beeinflusst werden. Einige Parkinson-Medikamente, vor allem Dopamin-Agonisten und auch Anticholinergika, können dazu führen, dass diese Akkommodation deutlich verzögert wird und der Patient beim Lesen erstmals unscharf sieht. Eine Dosisreduktion der Medikamente kann hier oftmals helfen. Die Therapie mit L-Dopa ist leider in vielen Fällen nicht ausreichend, um die Störungen des Dopamin-Gleichgewichts in der Netzhaut vollständig zu beseitigen und das Sehen wieder zu normalisieren. Falls Sehstörungen auftreten, sollte der Patient sich nicht nur mit dem Augenarzt, sondern auch mit dem Neurologen besprechen.

# Woran erkennt man Parkinson?

Neben den oben geschilderten Frühsymptomen leiden Parkinson-Patienten unter vier Hauptgruppen von Beschwerden, die jeweils die Bewegung betreffen. Diese Symptome sind jedoch nicht bei allen Betroffenen in gleicher Weise und im gleichen Ausmaß vorhanden. Nach den klinischen Kriterien, den sogenannten „United-Kingdom-Brain-Bank-Criteria" – so benannt nach einem englischen Zeitschriftenartikel über eine Studie, in der die Diagnose Parkinson-Erkrankung nach Untersuchungen der Gehirne von Parkinson-Patienten gestellt wurde – gelten die folgenden Definitionen:

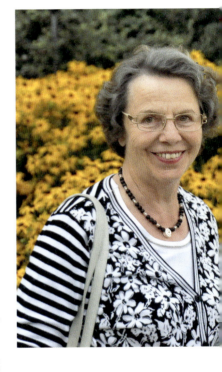

- Zittern (Tremor)
- Verlangsamung der Bewegungsabläufe (Bradykinese oder Akinese)
- Muskelsteifheit (Rigor)
- Geh- und Haltungsstörungen (posturale Reflexe, Stellreflexe)

Von diesen Symptomen sollten mindestens zwei sowie ein gutes Ansprechen auf die Therapie mit Dopamin vorliegen, um die Diagnose einer Parkinson-Erkrankung zu stellen. Die Diagnose wird in erster Linie durch eine sorgfältige ärztliche Untersuchung, Beobachtung und Befragung gestellt. Zusätzliche technische Untersuchungen ergänzen die Diagnose nur, sind jedoch nicht ausschlaggebend.

## Zittern (Tremor)

Häufig ist das Zittern eines der ersten Krankheitszeichen. Es beginnt meist auf einer Körperseite und oft in der Hand oder im Arm. Es macht sich vor allem bemerkbar, wenn der betroffene Arm oder die betroffene Hand ruht. Da dieses Zittern zum Beispiel beim Sitzen mit im Schoß liegenden Händen oder beim Stehen und Gehen mit herabhängenden Armen auftritt, wird es medizinisch als Ruhetremor (Ruhezittern) bezeichnet. Aufregung, innere Unruhe und seelische Belastung können dieses Zittern erheblich verstärken. Obwohl dieses für Parkinson typische Ruhezittern für die Betroffenen sehr unangenehm ist, werden die körperliche Beweglichkeit und Funktionstüchtigkeit im Alltag nur selten beeinträchtigt. Trotzdem fühlen sich die betroffenen Patienten – und oftmals auch die Angehörigen – durch das Zittern peinlich berührt und vermeiden es, beispielsweise zum Essen auszugehen oder an Veranstaltungen teilzunehmen. Ja, in vielen Fällen beginnt mit diesem Symptom sogar der vollständige Rückzug aus fast allen sozialen Beziehungen. Diese falsche, übertriebene Scham und der Rückzug sind umso bedauerlicher, da sie das Krankheitsbild insgesamt verschlimmern können und der Besserung abträglich sind. Für Parkinson ist es nahezu typisch, dass bei Gebrauch der betroffenen Hand oder des Arms das Zittern für die Zeitdauer der Bewegung verschwindet. Im Gegensatz zu anderen Erkrankungen, bei denen der Patient an einem Zittern bei Bewegung leidet, tritt das Parkinson-Zittern beim Halten einer Kaffeetasse oder beim Suppelöffeln kaum in Erscheinung. Bei einigen Patienten kann allerdings zu Beginn der Erkrankung zusätzlich ein sogenanntes Haltezittern, d. h. ein Zittern bei ausgestreckter Hand, auftreten.

## Verlangsamung der Bewegungsabläufe und Unbeweglichkeit (Bradykinese oder Akinese)

Das Unbeweglichwerden ist das wichtigste Symptom der Parkinson-Krankheit. Ohne Therapie setzt mit Beginn der Erkrankung eine zunehmende Bewegungsverarmung ein, die im Laufe der Erkrankung zunimmt, aber gut auf eine Behandlung anspricht. Anfangs bemerken Betroffene zumeist nur auf einer Körperseite, dass die Geschmeidigkeit der Bewegungen nachlässt. Rasche, flüssige Bewegungen, zum Beispiel beim Zähneputzen, bei der Hausarbeit oder bei handwerklichen Tätigkeiten, gelingen nicht mehr gut und erscheinen fremdartig gehemmt. Derartige Symptome können sich anfänglich auch als leichtes Nachziehen eines Beins beim Gehen, später als schlurfendes Gehen mit kleinen Schritten äußern. Typisch sind außerdem feinmotorische Beeinträchtigungen z. B. beim Zuknöpfen des Hemdes oder beim Sockenanziehen.

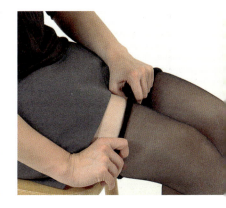

## Muskelsteifheit (Rigor)

Das Symptom der Muskelsteifheit beginnt häufig als schmerzhafte Verspannung im Oberarm oder in der Schulter, und es wird deshalb häufig mit rheumatischen oder orthopädischen, von der Schulter ausgehenden Beschwerden verwechselt. Viele Betroffene berichten, ihre Muskeln seien zu „kurz" oder „innerlich angespannt".

Die Steifheit wird vom Arzt dadurch festgestellt, dass er am Patienten den Arm im Ellenbogengelenk oder die Hand im Handgelenk bei lockerer Haltung passiv bewegt. Dabei wird deutlich, dass sich die Hand oder der Arm nur ruckartig bewegen lassen (Zahnradphänomen).

## Geh- und Haltungsstörungen (posturale Reflexe, Stellreflexe)

Haltungsstörungen mit einer Beugung nach vorn machen sich bereits im Frühstadium der Erkrankung bemerkbar. Oft werden der Gang langsamer und die Schrittlänge kürzer und der Patient geht mit kleinen, trippelnden Schritten. Gleichgewichtsstörungen und Stürze treten meist erst im weiteren Verlauf der Erkrankung auf. Geringe Beeinträchtigungen der Stand-Stabilität können jedoch auch in der Frühphase beobachtet werden. Manchmal ist das Aufstehen oder auch das Loslaufen erschwert. Diese Beschwerden sind im Anfangsstadium eher selten vorhanden.

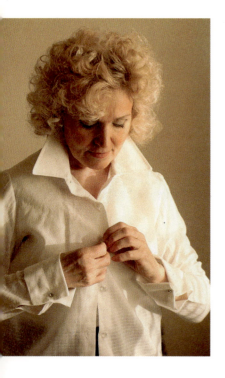

Weitere auffällige Erscheinungen der Beweglichkeit (Motorik) sind oft die verminderte und abnehmende Lebhaftigkeit des Gesichtsausdrucks, Schriftveränderungen, insbesondere eine Verkleinerung der Schriftgröße, vermindertes Mitschwingen der Arme beim Gehen sowie Schwierigkeiten beim Umdrehen im Bett, beim Aufstehen aus dem Sitzen und bei allen anderen Tätigkeiten, die Geschicklichkeit erfordern (Knöpfe schließen, Schnürsenkel binden, mit Messer und Gabel essen).

Einige Patienten bekommen Schwierigkeiten beim Schlucken und klagen über zu viel Speichel im Mund oder starken Speichelfluss. Diese Beschwerden können Zeichen der Störung im motorischen System sein und weisen auf ein vermindertes spontanes Schlucken hin, oft bedingt durch die Unbeweglichkeit der Schluck- und Schlundmuskulatur.

### Die Symptome der Parkinson-Erkrankung

Die Diagnose Parkinson-Erkrankung wird in der Regel vom Neurologen gestellt, wenn mindestens zwei der folgenden vier Hauptsymptome auftreten und ein gutes Ansprechen auf eine dopaminhaltige Behandlung beobachtet wird:

- **Ruhezittern (Ruhetremor):** meist einseitig, Arme und Hände häufiger betroffen als die Beine, bei gezielten Bewegungen oder starker Anspannung verschwindet das Zittern.

- **Unbeweglichkeit oder verminderte Beweglichkeit (Akinese oder Bradykinese):** erschwerte Bewegungen bei Alltäglichkeiten wie Zuknöpfen von Kleidung, Schreiben, handwerklichen Tätigkeiten, sportlichen Aktivitäten. Besonders sensibles Zeichen: Handschriftveränderungen. Störungen der Feinmotorik werden beobachtet.

- **Steifheit (Rigor):** Die Muskulatur ist angespannt, es besteht ein Zahnradphänomen, dies kann zu Schmerzen vor allem im Bereich des Armes führen (Schulter-Arm-Syndrom), Kraft ist erhalten.

- **Geh- und Haltungsstörungen (posturale Störungen):** Gangunsicherheiten, teilweise Gleichgewichtsstörungen, manchmal Stürze (erst in einem mittleren Stadium der Erkrankung), Testung durch den sogenannten Zugtest (der Patient wird plötzlich vom Untersucher nach hinten gezogen und versucht stehen zu bleiben). Diese Störungen treten insbesondere bei atypischen Parkinson-Syndromen früh auf.

## Nichtmotorische Symptome

Neben den Störungen der Beweglichkeit stehen die sogenannten „nichtmotorischen Symptome" der Parkinson-Erkrankung gerade zu Beginn ganz im Vordergrund. Daher sollen im Folgenden die nichtmotorischen Symptome und ihre Bedeutung dargestellt werden.

## Depressive Verstimmung (Seelische Beschwerden)

Die Änderung der Stimmungslage ist ein sehr häufiges Frühzeichen der Parkinson-Erkrankung, kann aber auch während der Erkrankung auftreten. Hier sind vor allem ein Rückzugsverhalten und eine Antriebsminderung charakteristisch. Der Patient möchte weniger gerne aus dem Hause gehen und Freunde treffen, alltägliche Dinge erscheinen ihm besonders beschwerlich, auch wenn sie nicht durch eine feinmotorische Geschicklichkeit bedingt sind. Den Angehörigen fällt auf, dass oft weniger gesprochen wird, dass insgesamt eine depressive Stimmung vorherrscht. Ausführlichere Erklärung zur Depression siehe Kapitel „Psychologische Maßnahmen und Psychotherapie" (S. 85).

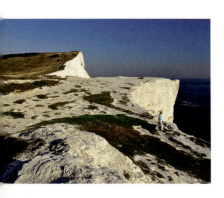

Die reduzierte Mimik und Beweglichkeit vermitteln oft einen falschen Eindruck von Teilnahmslosigkeit und Trauer. Viele Patienten befürchten, durch ihre Symptome in der Öffentlichkeit aufzufallen. Bei manchen Patienten liegt wirklich eine Depression vor, bei anderen wird dies durch die veränderte Mimik nur vorgetäuscht.

## Schlafstörungen

Viele Patienten leiden zu Beginn der Erkrankung oder auch schon Jahre vorher unter den typischen Schlafstörungen der Parkinson-Erkrankung. Dazu gehören insbesondere ein häufiges Aufwachen während der Nacht und viele Schlafunterbrechungen, es können aber auch Einschlafstörungen sowie ein verfrühtes Erwachen bereits um 3 Uhr oder 4 Uhr morgens auftreten. Die typischen Traumschlafstörungen, als REM-Schlafverhaltensstörungen bezeichnet, sind bereits weiter oben erklärt worden. Es kann aber auch eine vermehrte Unruhe in den Beinen, ein sogenanntes Restless-Legs-Syndrom, auftreten, das vor allem beim Einschlafen hinderlich ist und den Patienten dazu zwingt, immer wieder aufzustehen und umherzugehen, und die Schlafqualität deutlich vermindert. Die nächtliche Unbeweglichkeit, die das Umdrehen im Bett erschwert und das Aufstehen in der Nacht mühsam, manchmal sogar riskant erscheinen lässt, tritt meist erst nach Jahren auf und kann gut behandelt werden.

## Blasen- und/oder Erektionsstörungen

Das autonome Nervensystem versorgt auch die Blasenentleerung und es kann im Rahmen der Parkinson-Erkrankung zu Störungen der Blasenentleerung und vor allem verstärktem und häufigerem Harndrang kommen. Dies ist manchmal ein Frühzeichen, tritt meist aber erst im Laufe der Erkrankung auf. Frühe Störungen der Erektion bei Männern deuten eher auf das Vorliegen eines atypischen Parkinson-Syndroms hin als auf die typische Parkinson-Erkrankung. Falls Störungen der Erektion oder ein vermehrter Harndrang auftreten, sollte auch immer der Urologe eingeschaltet werden.

## Gewichtsveränderungen

Bei manchen Parkinson-Patienten tritt bereits vor Beginn der Bewegungsstörung ein Gewichtsverlust auf, d.h., die Patienten nehmen an Gewicht ab, ohne dass eine andere Krankheit oder eine erkennbare Ursache ersichtlich ist. Bisher ist unbekannt, warum und bei welchen Patienten dies der Fall ist, und es tritt auch nicht regelmäßig bei allen Patienten auf. Die Mehrzahl der Parkinson-Patienten ist sogar übergewichtig. Die Forschung der nächsten Jahre wird möglicherweise eine Erklärung finden, warum es bei Parkinson-Patienten überhaupt zu Gewichtsregulationsstörungen kommt.

## Mimik und Stimme

Durch die zunehmende Unbeweglichkeit und Steifheit kann auch die Fähigkeit zur ausdrucksvollen Mimik eingeschränkt werden. Das Gesicht wirkt oftmals wie eingefroren. Fremde Menschen, vielfach auch die eigenen Angehörigen, glauben dann, der Betroffene sei verschlossen und hätte weder Interesse noch Freude.

Unterstrichen wird dieser Eindruck noch durch die schwächere Gestik. Ein Parkinson-Patient setzt beim Reden nicht mehr so deutlich und spontan Hand- und Armbewegungen ein. Da auch die Sprechmuskulatur betroffen ist, kann es sein, dass die Stimme flacher, monotoner und leiser wird.

Dies alles kann dazu führen, dass der Betroffene anders wahrgenommen wird als er sich selbst fühlt. Aus diesem Grund ist es sehr wichtig, frühzeitig mit einem Übungsprogramm zu beginnen und das Sprechen zu trainieren. Besonders wichtig ist es dabei, laut zu sprechen.

## Intelligenz und geistige Fähigkeiten

Die Intelligenz wird durch die Krankheit im Prinzip nicht beeinträchtigt. Es kommt zwar bei einigen Patienten im Verlauf der Erkrankung zu einer Verlangsamung der Gedankengänge und verminderter Konzentrationsfähigkeit, bei anderen Patienten kann es allerdings zur Entwicklung von Störungen des Denkens mit Gedächtnisstörungen kommen. Weitere Details zur Entwicklung von Denk- und Gedächtnisstörungen bei Parkinson finden Sie im psychologischen Teil dieses Buches. Am Anfang der Erkrankung stehen die Gedächtnis- und Denkstörungen jedoch fast nie im Vordergrund; wenn dies doch der Fall sein sollte, müsste man an eine seltenere Form der Parkinson-Erkrankung, die sogenannte „Lewy-Körper-Erkrankung", denken.

## Störungen der Schweißsekretion

Ein verstärktes Schwitzen oder kurze „Schwitzattacken", die nicht unbedingt durch körperliche Anstrengung verursacht werden oder auch nachts auftreten können, sind eine weitere Störung des sogenannten vegetativen Nervensystems bei der Parkinson-Erkrankung. Diese Beschwerden können sich jedoch bei Einnahme von dopaminhaltigen Medikamenten nochmals verstärken. Insbesondere ist bei hohen Dosen von dopaminhaltigen Medikamenten ein starkes nächtliches Schwitzen beobachtet worden.

## Fettige Haut und Schuppenbildung (Seborrhöe)

Bei einigen Patienten wird eine vermehrte Talgproduktion der Haut, besonders im Gesichtsbereich, beobachtet. Dadurch können salbenartige Störungen, vor allem im Bereich der Stirn und der Augenbrauen, mit Schuppenbildung entstehen. Durch geeignete Behandlungsmethoden können jedoch eine fettige Haut und vermehrte Schuppenbildung weitestgehend vermindert werden.

## Schmerzen

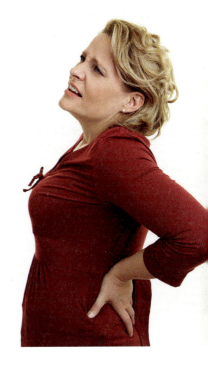

Neben den Bewegungsstörungen klagen Parkinson-Patienten häufig auch über Schmerzen. Sie können sowohl in der Frühphase der Erkrankung als auch in jedem späteren Stadium auftreten. Wichtig ist es jedoch, unterschiedliche Formen der Schmerzen bei Parkinson-Patienten zu unterscheiden: Oftmals schon sehr früh in der Krankheitsentwicklung treten Schmerzen im Schulter- und Schultergürtelbereich sowie im Bereich eines Armes auf, die durch die Steifheit dieses Armes bedingt sein können. Dies wird häufig als Schulter-Arm-Syndrom fehldiagnostiziert und es wird vergeblich versucht, durch eine Behandlung der Schulter die Beschwerden zu verbessern. Oft wird erst Monate später erkannt, dass es sich eigentlich um eine neurologische Erkrankung handelt und die Schmerzen durch die Steifheit bedingt sind. Wenn die Parkinson-Erkrankung erfolgreich behandelt ist, geht diese Art der Schmerzen zurück. Diese Schmerzen durch Steifheit können nicht nur einen Arm, sie können auch ein Bein oder die gesamte Rückenmuskulatur betreffen, wenn eine besonders vornüber gebeugte Haltung besteht.

Eine andere Art von Schmerzen bei Parkinson sind die sogenannten muskuloskeletalen Schmerzen, d. h., zusätzlich zu der Parkinson-Erkrankung besteht, z. B. bedingt durch die Fehlhaltung, eine Bandscheibenerkrankung im Lendenwirbelsäulenbereich, die dann heftige Schmerzen sowohl dort als auch eventuell mit Ausstrahlung in ein oder beide Beine verursacht. Auch eine Verengung der Wirbelsäule, eine sogenannte Spinalkanalstenose, kann zu schlimmen Schmerzen, vor allem bei längerem Gehen, führen. Es sollte also immer versucht werden zu unterscheiden, ob es sich um durch die Parkinson-Krankheit selbst bedingte Schmerzen, d. h. durch Dopamin-Mangel verursachte Schmerzen oder um Schmerzen, die durch mechanische, orthopädische Probleme bedingt sind, handelt. Während bei den durch Parkinson bedingten Schmerzen eine Erhöhung des Dopamin-Stoffwechsels angestrebt wird, sollten bei den muskuloskeletalen Schmerzen eine gezielte orthopädische Behandlung und eventuell auch Schmerzmittel verabreicht werden.

Leider liegt häufig eine Kombination von beiden Schmerzformen vor. Durch lange Fehlhaltungen im Bereich der Wirbelsäule und durch altersbedingte Abnutzungserscheinungen, oft in den kleinen Wirbelgelenken, und die Unbeweglichkeit der Parkinson-Erkrankung treten chronische Rückenschmerzen auf. Hierbei ist es besonders wichtig, nicht aufgrund eines Röntgen- oder MRT-Bildes eine Wirbelsäulenoperation durchzuführen, sondern die Symptome des Patienten genau zu erfragen und auch mit einer Erhöhung von Parkinson-Medikamenten zu testen, ob eine Verbesserung zu erreichen ist.

# Diagnosestellung

Die typischen Beschwerden der Parkinson-Erkrankung entwickeln sich meist sehr langsam über Jahre hinweg. Trotzdem gibt es bei vielen Patienten einen Zeitpunkt, an dem sie zum ersten Mal selbst diese Beschwerden bemerken. Dies kann z. B. nach einer Operation sein, wenn durch Narkosemittel eine Veränderung im Bereich der Dopamin-Bindungsstellen des Gehirns vorübergehend erfolgt ist. Viele Patienten berichten, dass sie dann erstmals ein Zittern einer Körperseite bemerkt haben. Es kann aber auch sein, dass Patienten bei sportlichen Aktivitäten wie z. B. beim Schwimmen, Skifahren oder Wandern erstmals bemerken, dass die spontanen Bewegungen nicht mehr so wie früher 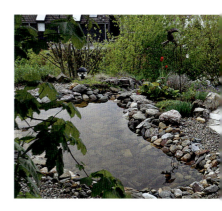 ausgeführt werden können. Bei einigen Patienten wird die Erkrankung gar nicht durch sie selbst bemerkt, sondern durch Angehörige, denen ein vermindertes Mitschwingen eines Armes, eine Verlangsamung beim Gehen oder eine Veränderung des Gesichtsausdruckes auffällt. Manchmal findet auch der Hausarzt, der den Patienten über Jahre kennt, bei einer Routineuntersuchung den Patienten verlangsamt oder verändert und stellt den Verdacht auf eine Parkinson-Erkrankung. Es kann auch Jahre dauern, bis vom Arzt die Diagnose Parkinson gestellt wird, wenn sich die Erkrankung besonders langsam entwickelt und beim Patienten selbst keine schwerwiegenden Einschränkungen durch die Erkrankung auftreten. Besonders schwierig ist die Diagnosestellung, wenn nicht Beschwerden der Bewegung, sondern z. B. psychische Symptome wie eine Depression das erste Merkmal darstellen und diese nicht rechtzeitig erkannt oder behandelt wird.

Zu den diagnostischen Methoden der Parkinson-Erkrankung zählen z. B. eine bildgebende Untersuchung des Gehirns, d. h. zumindest eine Computertomografie oder heutzutage besser noch eine Kernspintomografie. In den Leitlinien der Deutschen Gesellschaft für Neurologie (http://www.dgn.org/

leitlinien.html) können die für den Arzt wichtigsten Untersuchungen nachgeschlagen werden, die bei der Diagnose einer Parkinson-Erkrankung durchgeführt werden sollten. Eventuell wird der Nervenarzt oder Neurologe auch einen Ultraschall der sogenannten Substantia nigra, d.h. der „schwarzen Substanz", oder einen „Medikamententest" durchführen, bei dem er das Ansprechen des Patienten auf Dopamin testet. Nur Patienten mit der klassischen Parkinson-Erkrankung reagieren eindeutig und auch längerfristig auf eine Behandlung mit L-Dopa bzw. dopaminhaltigen Medikamenten.

## Die diagnostischen Methoden im Überblick

Im Folgenden sollen kurz die wichtigsten Untersuchungsmethoden erläutert werden, die bei der Fragestellung nach einer Parkinson-Erkrankung oder anderen Parkinson-Syndromen durchgeführt werden. Im Rahmen dieses Buches kann nur ein kurzer Überblick gegeben werden. Natürlich gibt es jedoch viele Details zu den einzelnen Untersuchungen und zur Interpretation ihrer Ergebnisse, die Sie dann von dem durchführenden Arzt jeweils erfahren können.

### Craniale Computertomografie (CCT)

Bei dieser Untersuchung wird das Gehirn mittels einer Röntgenschichtaufnahme in einem Computertomografen dargestellt. Auf den einzelnen Schichten kann man dabei den Schädelknochen und die jeweils wichtigsten Strukturen des Gehirns darstellen, ebenso die mit Hirnwasser (Liquor) gefüllten Hirnkammern. In der Computertomografie kann man vor allem Veränderungen im Knochenbereich, einen Schlaganfall oder einen Hirntumor feststellen, ebenso Zysten oder Blutgerinnsel. Feinere Details und insbesondere die Basalganglien oder das Kleinhirn können mit dieser Methode kaum erfasst werden.

Die Computertomografie wird liegend in einer Röhre durchgeführt, die jedoch relativ breit und offen ist und bei den wenigsten Menschen Platzangst hervorruft.

## Kernspintomografie (Magnetresonanztomografie, MRT cerebral, MRT des Kopfes)

Bei dieser Methode wird das Gehirn ebenfalls in kleinen Scheibchen dargestellt, hier werden jedoch Magnetresonanzwellen verwendet, die keine Strahlenbelastung bedeuten. In der Kernspintomografie werden unterschiedliche Techniken (Sequenzen) eingesetzt, um verschiedene Fragestellungen zu klären. Die Veränderungen in den Basalganglien, die für die Parkinson-Krankheit entscheidend sind, können mit spezifischen Sequenzen untersucht werden. Diese unterscheiden sich von den Sequenzen, die man zur Untersuchung von Schlaganfallpatienten verwendet. Es ist deshalb wichtig, dass Ihr Arzt bei der Anforderung dieser Untersuchung genau vermerkt, dass er eine Parkinson-Erkrankung vermutet und möglicherweise auch schon die gewünschten Sequenzen für den Untersucher auflistet. Die klassische Parkinson-Erkrankung kann nicht in der Kernspintomografie gesehen werden und nicht diagnostiziert werden. Dies ist ein häufiger Fehler, den manchmal selbst Fachärzte begehen. Nur indirekte Zeichen, wie sie bei atypischen Parkinson-Syndromen auftreten, z. B. Eisenablagerungen in den Basalganglien, sogenannte Gliosezeichen im Hirnstammbereich oder eine geringe Atrophie (Hirnschwund), können in der MRT-Untersuchung erfasst werden und lassen bestimmte atypische Parkinson-Syndrome vermuten. In der MRT-Untersuchung können bereits länger zurückliegende Schlaganfälle, Durchblutungsstörungen, frühere Blutungen im Gehirn, ebenso wie Hirntumoren und Störungen der Zirkulation des Nervenwassers festgestellt werden. Die MRT-Untersuchung ist wesentlich genauer und damit hilfreicher als die computertomografische Untersuchung und sollte deshalb, wenn möglich, bei der Fragestellung Parkinson-Syndrom bevorzugt werden.

## DaTSCAN

Die DaTSCAN (Dopamin-Transporter-Szintigrafie) stellt über eine indirekte Methode den Verlust bzw. die Verminderung von dopaminproduzierenden Nervenzellen im Gehirn dar. Dies wird über eine Bindung eines radioaktiv markierten Präparates an dem sogenannten Dopamin-Transporter gemessen, der das freigesetzte Dopamin im Gehirn bindet und weitertransportiert.

Wenn eine normale Menge des Dopamin-Transporters vorliegt, stellt sich ein unauffälliges Bild dar (▶ Abb. 1). Falls ein Parkinson-Syndrom oder eine neurodegenerative Erkrankung vorliegt, entweder ein klassischer Morbus Parkinson oder auch eines der atypischen Parkinson-Syndrome, stellt sich eine asymmetrische oder auch symmetrische Verminderung des Dopamin-Transporters dar (▶ Abb. 2). Es ist wichtig zu wissen, dass bei allen Parkinson-Syndromen eine Veränderung im DaTSCAN zu sehen ist und dass diese Methode nicht zwischen dem klassischen Morbus Parkinson und den atypischen Parkinson-Syndromen unterscheiden kann.

Bei der Untersuchung wird eine kleine Menge eines radioaktiv markierten Präparates in die Vene gespritzt, anschließend wartet der Patient unge-

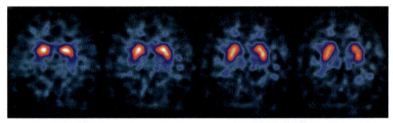

Abb. 1   Dopamin-Transporter-Szintigrafie: Unauffälliges Bild, bei dem eine ausreichende Menge an Dopamin-Transportern vorliegt. Eine Parkinson-Erkrankung kann ausgeschlossen werden.

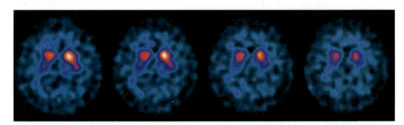

Abb. 2   Dopamin-Transporter-Szintigrafie: Bei diesen Bildern ist die Asymmetrie der Dopamin-Transporter-Aktivität im Gehirn deutlich zu erkennen. Die beiden linken Bilder mit dem fehlenden weißen Signal zeigen am deutlichsten, dass weniger Dopamin-Aktivität in den Basalganglien besteht. Dieser Befund weist auf ein Parkinson-Syndrom hin.

fähr drei Stunden, bis sich das Präparat im gesamten Körper und Gehirn verteilt. Dann werden im Liegen für ca. 30–45 Minuten Aufnahmen mit einer Kamera durchgeführt, die sich langsam um den Kopf dreht. Insgesamt müssen für die Untersuchungen mehrere Stunden Zeit eingeplant werden. Außer der Strahlenbelastung, die ungefähr einer Computertomografie entspricht, bestehen keine Gefährdungen oder Nebenwirkungen.

Wichtig ist jedoch zu wissen, dass verschiedene Substanzen oder Medikamente das Ergebnis der Untersuchung verfälschen können. Hierzu zählen Amphetamine oder auch Kokain, aber auch Antidepressiva. Bitte fragen Sie unbedingt vor der Planung dieser Untersuchung Ihren Arzt, ob Sie eines der Medikamente einnehmen, das möglicherweise das Untersuchungsergebnis verfälschen könnte.

## Hirnparenchymsonografie, Ultraschall der Substantia nigra (HPS)

Die Hirnparenchymsonografie ist eine neuere Methode, die mit einem Ultraschallkopf hinter dem Ohr durchgeführt wird und die sogenannte „Substantia nigra", in der die dopaminproduzierenden Nervenzellen liegen, untersuchen kann. Typische Veränderungen in diesem Bereich können mit dieser Ultraschallmethode von einem erfahrenen Untersucher gemessen werden und die Diagnose einer Parkinson-Erkrankung bestätigen. Diese Veränderungen in der Hirnparenchymsonografie bestehen bereits zu Beginn der Erkrankung und verändern sich nicht während der Erkrankung. Trotz vieler Forschung in diesem Bereich ist bis heute noch nicht bekannt, welche genauen Veränderungen in den Nervenzellen die typischen Befunde im Ultraschall beim Morbus Parkinson verursachen. Üblicherweise findet sich eine sogenannte „hyperechogene Substantia nigra", d. h., ein Bereich mit vermehrtem Schallschatten, ähnlich wie wenn man einen Gallen- oder Nierenstein zeigt.

## Riechtest

Bereits früh in der Erkrankung, teilweise auch schon vor Beginn der ersten Bewegungseinschränkungen, können Störungen des Riechens beim Parkinson-Patienten auftreten. Dies trifft vor allem für den klassischen Morbus Parkinson zu. Hier werden bestimmte Geruchsstoffe wie der Geruch nach Kaffee, Blumen, aber auch unangenehme Geruchsstoffe wie verdorbener Fisch, nicht ausreichend erkannt oder überhaupt nicht wahrgenommen. Manchen Patienten fällt dies selbst auf, andere bemerken es erst, wenn ein Riechtest durchgeführt wird. Hierzu werden dem Patienten einzelne Geruchsproben kurz dargeboten, die aus sogenannten „Schnüffelsticks", d. h. kleinen Stäbchen mit Geruchsmarkierungen, bestehen. Der Patient kann dann aus einer Auswahl von Geruchsstoffen, die ihm mitgeteilt werden, entscheiden, welchen Geruch er zu erkennen glaubt. In der Regel werden meistens zwölf Geruchsstoffe angeboten, im Normalfall sollten mindestens neun davon richtig erkannt werden. Einige Riechtests bestimmen auch die Konzentration und damit die Schwelle von Geruchswahrnehmung. Dies ist jedoch schwieriger und langwierig.

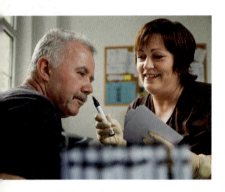

## Schlaflabor

Viele Parkinson-Patienten berichten auch zu Beginn der Erkrankung über Störungen des Schlafens, insbesondere auch die sogenannte Traumschlafstörung (REM-Schlaf-Verhaltensstörung, RBD, siehe Kapitel Schlafstörungen). Um die Traumschlafstörungen, aber auch andere nächtliche Störungen, die Unbeweglichkeit, Zittern oder Störungen der nächtlichen Atmung zu untersuchen, kann eine Polysomnografie (Schlaflaboruntersuchung) durchgeführt werden. Dabei werden zahlreiche Elektroden auf der Haut angebracht, die dort mit einem hautfreundlichen Klebstoff für die Dauer der Schlafableitung am Abend befestigt werden. Da unterschiedliche Funktionen untersucht werden sollen, ist es erforderlich, sowohl ein EEG (Elektroenzephalogramm mit nur wenigen Elektroden) vom Kopf abzuleiten, gleichzeitig aber auch, wegen der Atmung, verschiedene Kabel im Bereich des Gesichts zu befestigen. Ebenso werden Kabel an den Beinen und im Rumpfbereich angepasst. Dies sieht oft bedrohlicher aus als es sich für den Patienten tatsächlich darstellt. Die meisten Patienten schlafen trotz der Verkabelung fast problemlos und berichten über keine andere Schlafqualität als zu Hause. Während der Nacht kann man jederzeit aufstehen, zur Toilette gehen oder einfach umhergehen, eine Nachtwache ist für jeden Patienten zuständig und kann ihm dabei behilflich sein. Eine Infrarot-Videokamera zeichnet üblicherweise die Schlafableitung synchronisiert auf, sodass auch nächtliche Bewegungen festgehalten werden können. Das Auftreten einer Traumschlafverhaltensstörung, die man im Schlaflabor diagnostizieren kann, ist ein weiterer Baustein in der Diagnose eines Parkinson-Syndroms.

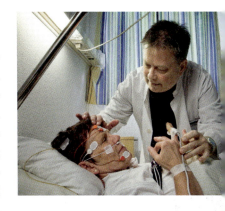

## Warum erkranken manche Menschen, andere nicht?

Die Frage nach den Auslösern und Ursachen der Parkinson-Erkrankung kann heute noch nicht abschließend beantwortet werden. Es gibt jedoch bereits zahlreiche Hinweise und Untersuchungen, die dazu beitragen, dass wir mehr über die Ursachen der Parkinson-Erkrankung wissen. Nach derzeitigem Wissenstand ist gesichert, dass die Haupterscheinungen der Parkinson-Krankheit auf den Mangel an Dopamin im Gehirn zurückzuführen sind. Allerdings treten bereits Jahre bevor dieser Mangel in der sogenannten schwarzen Substanz („Substantia nigra") angekommen ist Veränderungen in anderen Nervenzellen auf. Diese betreffen das autonome Nervensystem und Nervenzellen, die den Traumschlaf oder das Riechvermögen regulieren.

Der deutsche Neuroanatom Prof. Heiko Braak, der sich ehemals an der Universität Frankfurt mit der Entstehung der Parkinson-Erkrankung und ihrer Ausbreitung im Gehirn beschäftigte, hat dafür folgende Erklärung, die

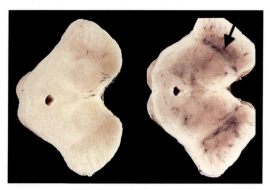

Abb. 3   Gehirnschnitt durch das Mittelhirn. Substantia nigra („schwarze Substanz") im Gehirn eines gesunden Menschen (rechts) und eines Patienten mit mehrjähriger Parkinson-Krankheit (links): Die dopaminbildenden Nervenzellen enthalten Melatonin, das die Zellen dunkel färbt (siehe Pfeil). Im Gehirn des Parkinson-Patienten sind kaum mehr melatoninhaltige Nervenzellen zu finden, deshalb fehlt die dunkle Linie im Schnittbild.

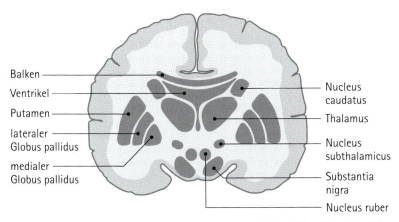

**Abb. 4** Schnitt durch ein Gehirn ungefähr im Bereich der Mittellinie. Bezeichnet sind die Gruppen von Hirnregionen, welche die sogenannten „Basalganglien" bilden und die für die Parkinson-Krankheit und die Regulierung der Motorik entscheidend sind: Putamen, lateraler und medialer Globus pallidus zusammen bilden den Nucleus lentiformis (Linsenkern). Substantia nigra (schwarze Substanz), Nucleus subthalamicus, Nucleus caudatus (Schweifkern).

er als „Dual-Hit"-Theorie, das heißt die Theorie einer zweifachen Schädigung, bezeichnet. Heiko Braak stellt die Hypothese auf, dass eine noch unbekannte, krankhafte Substanz, z. B. ein Virus, durch zwei verschiedene Eintrittspforten den Körper betritt: einerseits durch die Nase, andererseits durch den Magen-Darm-Trakt. Er glaubt, dass der Krankheitsprozess über die Nase und die Riechschleimhaut beginnt und dann über den Rachen und Speichel in den Magen-Darm-Trakt gelangt. Von dort dringt diese noch unbekannte krankhafte Substanz oder auch Immunreaktion über die Darmschleimhaut in das vegetative oder autonome Nervensystem ein. Hier steigt es über den als „Nervus vagus" benannten Nerv bis in den unteren Teil des Gehirns auf. Dort angekommen, breitet sich die Erkrankung weiter nach oben steigend in andere Hirnbereiche aus, u. a. in die schwarze Substanz, welche die dopaminhaltigen Zellen enthält (▶ Abb. 3 und 4). Gleichzeitig findet eine Invasion über die Nasenschleimhaut und den Riechnerv in das Riechzentrum des Gehirns statt, sodass auch hier von anderer Seite des Gehirns ein Eindringen der Krankheitserreger möglich ist. Wichtig ist hierbei, dass die Nervenzellen

„verletzlich" sind, was möglicherweise über eine erbliche Veranlagung bedingt ist. Somit wird auch die frühe Riechstörung als Zeichen der Parkinson-Erkrankung erklärt, obwohl der Geruchssinn weit entfernt von der schwarzen Substanz im Gehirn liegt.

## Genetik (Vererbung)

Zu den immer häufiger diskutierten Ursachen der Parkinson-Erkrankung gehört der Anteil der Vererbung. Nur in ganz wenigen ausgewählten Familien ist allein die Vererbung als Ursache der Erkrankung anzusehen, d. h., dass in einer Familie sehr viele Familienmitglieder erkranken und die Erkrankung direkt von einem Elternteil auf z. B. 50 % der Nachkommen vererbt wird. In den meisten Fällen der Parkinson-Erkrankung tritt die Erkrankung entweder ganz vereinzelt auf, ohne dass weitere Familienmitglieder betroffen sind, eine sogenannte „sporadische Parkinson-Erkrankung", oder es gibt vereinzelt einige Familienmitglieder, z. B. einen Onkel oder den Vater, die betroffen waren, allerdings vielleicht nur im hohen Alter. Die Krankheitssymptome und der Krankheitsverlauf bei diesen Patienten können aber deutlich variieren, d. h., es müssen innerhalb der Familie auch nicht immer die gleichen Beschwerden durch das gleiche krankhafte „Parkinson-Gen" hervorgerufen werden.

In den letzten Jahren sind zahlreiche sogenannte „Risikobereiche" im menschlichen Genom entdeckt worden, die mit einem erhöhten Risiko, an Parkinson zu erkranken, einhergehen. Bei den meisten dieser Bereiche ist inzwischen auch das genaue Gen, d. h. die Veränderung in der Erbsubstanz (Mutation), bekannt. Mit dem Fortschritt der Technik in den genetischen Untersuchungen zeigt sich immer mehr, dass eine erbliche Komponente wahrscheinlich ist und einen wichtigen Bestandteil im Auftreten der Parkinson-Erkrankung darstellt. Im Folgenden sollen nur die wichtigsten und häufigsten genetischen Veränderungen kurz erwähnt werden, da derzeit eine routinemäßige genetische Diagnostik nicht durchgeführt wird und für den einzelnen Patienten keine Konsequenz hätte. In einzelnen Familien oder bei einzelnen Personen kann es jedoch sinnvoll sein, zu untersuchen, welche Gene der Erkrankung zugrunde liegen, da eventuell eine bessere Einschätzung des Verlaufs und damit zusammenhängender Symptome und Behandlungen möglich ist.

Hinweise für eine erbliche Form sind ein sehr frühes Erkrankungsalter, z. B. vor dem 50. Lebensjahr, und wenn mehrere Mitglieder in einer Familie von Parkinson betroffen sind. Man vermutet derzeit auch, dass die sogenannten Lewy-Körperchen, d. h. Stoffe, die man in den erkrankten Nervenzellen von Parkinson-Patienten findet, entweder Ursache des Zellunterganges sind oder mit diesem zumindest in engem Zusammenhang stehen. In den Lewy-Körperchen findet man den Stoff Alpha-Synuklein, ein Protein, das ebenfalls in einer biochemischen Analyse untersucht werden kann. Zahlreiche Studien beschäftigen sich mit der Analyse dieser für Parkinson entscheidenden Eiweißstoffe, ihrem Stoffwechsel, ihrer Entstehung und ihrem Abbau.

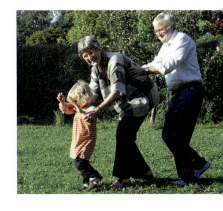

Eine häufige Veränderung (Mutation) einer erblichen Parkinson-Erkrankung besteht im sogenannten „Parkin-Gen (PARK II)", das weltweit die häufigste genetische Ursache für ein früh beginnendes Parkinson-Syndrom darstellt. Das Gen selbst ist sehr groß und liegt auf Chromosom 4. Es wurden bisher über 100 verschiedene Veränderungen innerhalb dieses Genes gefunden, die dann zu krankhaften Veränderungen und Ausprägung der Parkinson-Erkrankung führen können. Deshalb ist es sehr schwierig und aufwendig, das gesamte Gen zu untersuchen. Eine andere häufige Veränderung des Erbguts ist die LRRK2-Mutation, die zusammen mit der Veränderung im Alpha-Synuklein-Gen in einigen Populationen bei bis zu 10 % der Parkinson-Patienten auftreten soll. In der mitteleuropäischen Bevölkerung hingegen ist die LRRK2-Mutation eher selten. Weitere Mutationen sind die sogenannten PINK-I- und DJ-1-Mutationen sowie Veränderungen im Gen für Alpha-Synuklein (SNCA). Die letztgenannten genetischen Veränderungen treten noch seltener auf und sind in der genetischen Analyse aufwendig zu bestimmen.

Eine neuere Erkenntnis stammt aus der sogenannten Gaucher-Erkrankung. Diese äußert sich in einer meist schwerwiegend verlaufenden Stoffwechselerkrankung im Kindesalter. Man hat nun überzufällig häufig bei Parkinson-Patienten die gleiche Mutation im sogenannten GBA-Gen gefunden. Liegt nur ein verändertes Gen vor, bedingt das ein erhöhtes Risiko an Parkinson zu erkranken, liegen zwei veränderte Gene vor, also von Vater und Mutter, kommt es bereits im Kindesalter zur Gaucher-Erkrankung.

Somit zeigt sich, dass einzelne Genveränderungen, die auch mit anderen Erkrankungen verbunden sein können, das genetische Risiko für Parkinson erhöhen. Das muss jedoch nicht bedeuten, dass jeder, der dieses veränderte Gen (Mutation) besitzt, auch tatsächlich erkrankt. Hier spielen Umwelteinflüsse, aber vielleicht auch andere, schützende Mechanismen eine Rolle. So wird zunehmend bekannt, dass es auch schützende, „protektive" Gene gibt, die sowohl das Auftreten von Parkinson verhindern, aber auch die Ausprägung der Symptome abmildern. Hier wird die Forschung sicher noch wichtige Ergebnisse liefern müssen.

Wahrscheinlich ist, dass das Zusammentreffen von mehreren Genen, die mit einem Risiko für die Parkinson-Erkrankung verbunden sind, und Umweltfaktoren zusammenwirken. Erst durch das Zusammentreffen von verschiedenen Genen und Umweltfaktoren entsteht dann möglicherweise die Parkinson'sche Erkrankung. Dass eine Parkinson'sche Erkrankung allein durch ein bestimmtes Gen bedingt ist, ist äußerst selten, in manchen Familien jedoch möglich.

Bei einer Befragung des Patienten ist es wichtig, dass dem Arzt mitgeteilt wird, wenn weitere Familienangehörige an Parkinson erkrankt sind oder waren, da vielleicht in Zukunft eine genauere Zuordnung insbesondere des Verlaufs und der Behandlung der Parkinson-Erkrankung je nach genetischer Zugehörigkeit erfolgen kann. Erste wissenschaftliche Untersuchungen dazu existieren bereits. Besonders hilfreich ist es, wenn Sie Ihrem Arzt einen vollständigen Stammbaum Ihrer Familie mit Erkrankungen vorlegen, die einer Parkinson-Erkrankung, einem Alterszittern, anderen Bewegungsstörungen, depressiven Erkrankungen und/oder der Alzheimer-Erkrankung entsprechen. Weiterführende Literatur finden Sie am Ende dieses Buches im Literaturverzeichnis.

## Wie kommunizieren Nervenzellen untereinander?

Das Gehirn setzt sich aus vielen Milliarden Nervenzellen zusammen, die durch ein Netzwerk von Nervenfasern in enger Verbindung stehen. Die Nervenfaserenden dienen der Informationsübermittlung. An der Stelle, wo zwei Nerven aufeinandertreffen, existiert ein kleiner Spalt, der sogenannte „synaptische Spalt", über den hinweg die Informationen mithilfe von Botenstoffen übertragen werden. Diese Botenstoffe sind z. B. Dopamin, Acetylcholin oder Glutamat. Sie werden von einem Nervenende in den synaptischen Spalt ausgeschüttet und treffen dabei auf eine Kontaktstelle des gegenüberliegenden Nerven. Wenn sie auf die richtige Kontaktstelle treffen, entsteht ein Impuls, der dann weitergeleitet wird. Der ungestörte Informationsaustausch der Nerven über die Botenstoffe sorgt unter anderem – vereinfacht gesehen – auch für einen flüssigen Bewegungsablauf. Wichtig ist dabei, dass die Botenstoffe in einem ausgewogenen Verhältnis zueinander stehen. Der Botenstoff Dopamin muss im richtigen Verhältnis zu den Botenstoffen Acetylcholin und Glutamat vorhanden sein. Es ist aber nicht nur wichtig, dass die Botenstoffe selbst vorhanden sind, sondern auch, dass die entsprechenden Nervenzellen gesunde, intakte Kontaktstellen aufweisen.

Ein typisches Zeichen für die Parkinson-Krankheit besteht darin, dass sich ein Zellgebiet im Gehirn, das Dopamin bildet, über einen langen Zeitraum hinweg mehr und mehr zurückbildet. Dieses Zellgebiet, die schon erwähnte schwarze Substanz oder Substantia nigra, produziert nicht nur Dopamin, sondern bildet auch Dopamin-Speicher in kleinen Bläschen, die es dann bei Bedarf schnell entleert, damit Bewegung schnell und gleichmäßig entstehen kann. Im Rahmen der Parkinson-Erkrankung nimmt nicht nur allgemein die Bildung von Dopamin ab, sondern leider auch die Speicherfähigkeit des Gehirns für Dopamin. Dies ist von besonderer Bedeutung, um die oft erst nach Jahren auftretenden Nebenwirkungen der Dopamin-Behandlung mit guten und schlechten Phasen, sogenannte Fluktuationen, erklären zu können. Deshalb ist es am Anfang der Erkrankung auch noch nicht wichtig, dass das Dopamin ganz regelmäßig eingenommen wird, da noch eine große Speicherfähigkeit des Gehirns für Dopamin besteht. Später wird es vielleicht notwendig sein, dass die Einnahme von L-Dopa zu bestimmten Uhrzeiten erfolgt.

Obwohl Dopamin fehlt, kann in der Behandlung der Parkinson-Erkrankung nur die Vorstufe des Dopamins, nämlich L-Dopa zugeführt werden, das dann in den verbleibenden Dopamin-Nervenzellen zu Dopamin selbst umgewandelt wird. Durch den zunehmenden Dopamin-Mangel entsteht auch ein Ungleichgewicht zwischen den einzelnen Botenstoffen. Durch eine kombinierte Behandlung mit anderen Botenstoffen, die in das System von Dopamin, Glutamat und Acetylcholin eingreifen, kann dieses Gleichgewicht oft wiederhergestellt werden.

## Umweltfaktoren

In den letzten Jahren zeigte sich vermehrt, dass bestimmte Berufsgruppen häufiger als andere an der Parkinson-Erkrankung leiden. Aus diesen Untersuchungen und auch Erkenntnissen vom Wachstum und Überleben von Nervenzellen im Labor ergab sich der Verdacht, dass bestimmte Stoffe oder Gifte, die in der Umwelt auftreten, ein Risiko zur Entwicklung einer Parkinson-Erkrankung bedingen. Dies sind insbesondere Stoffe und Gifte aus der Landwirtschaft, wie z. B. Pflanzenschutzmittel, Insektengifte, möglicherweise auch andere in der Landwirtschaft verwendete Stoffe. Dabei spielen nur diejenigen Gifte eine Rolle, die auch

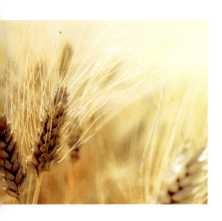

fettlöslich sind, da nur diese überhaupt in das Gehirn eindringen können. Die Aufnahme erfolgt oft über die Haut oder die Lunge.

Nach den heutigen Schutzbestimmungen müssen beim Einsatz von Insektiziden eine Atemschutzmaske und Handschuhe getragen werden. Leider sind diese Maßnahmen vor einigen Jahrzenten nicht durchgeführt worden, als diese Erkenntnisse und Zusammenhänge noch nicht bekannt waren. Inzwischen weiß man, dass Landwirte und Menschen, die in der Landwirtschaft aufgewachsen sind oder wahrscheinlich schon in ihrer

Jugend oder im frühen Berufsleben in der Landwirtschaft gearbeitet haben, ein höheres Risiko haben, an Parkinson zu erkranken. Dieses erhöhte Risiko gilt jedoch möglicherweise auch für Berufe wie Lackierer, Maler und Menschen, die mit bestimmten Farben, Lacken, oder Holzschutzmitteln ständig in Berührung kommen. Auch hier sind früher entsprechende Schutzmaßnahmen oft nicht getroffen worden. Ein Nachweis dieser Giftstoffe, Jahre nachdem man mit ihnen in Berührung gekommen ist, kann derzeit nicht erbracht werden. Die Schädigung der Nervenzellen tritt wahrscheinlich sehr früh und sehr langsam auf, und es wird möglicherweise Jahre dauern, bis ein entsprechendes Gift dann zum Ausbruch der Parkinson-Erkrankung führt. Aber auch hier spielen wahrscheinlich genetische Faktoren, d. h. die Veranlagung eines Menschen, dass seine Nervenzellen sehr empfindlich sind, eine Rolle.

Eine Anerkennung des Morbus Parkinson als Berufskrankheit für die entsprechenden Sparten ist bisher nicht möglich.

## Diagnose Parkinson: Was nun?

Die Parkinson-Erkrankung wird als eine langsam fortschreitende Erkrankung angesehen, wobei hervorzuheben ist, dass die Symptome der Erkrankung gut behandelt werden können. Wahrscheinlich werden uns in den nächsten Jahren immer mehr Möglichkeiten zur Verfügung stehen, die Beschwerden der Parkinson-Erkrankung zu behandeln, sodass die Lebenserwartung von Parkinson-Patienten nicht eingeschränkt ist. Die neuen medikamentösen Behandlungsverfahren sind insoweit erfolgversprechend, als sie jetzt schon
- die Lebenserwartung des Betroffenen nicht signifikant beeinträchtigen,
- die typischen Parkinson-Symptome in ihrem Schweregrad mildern und möglicherweise den Krankheitsverlauf beeinflussen können,
- über viele Jahre eine sehr gute bis altersentsprechende Lebensqualität erhalten lassen.

Neben der medikamentösen Therapie ist in letzter Zeit insbesondere auch eine operative Therapie, das Einsetzen eines Hirnschrittmachers, ein routinemäßiges Behandlungsverfahren geworden. In Zukunft wird vielleicht außerdem die Zellübertragung und möglicherweise die Therapie mit neuen Substanzen, die die Erkrankung selbst aufhalten oder verlangsamen können, zur realistischen Möglichkeit. Die operativen Verfahren des Hirnschrittmachers, aber auch die Therapie mit Medikamentenpumpen sind bereits übliche klinische Verfahren in der Behandlung der Parkinson-Erkrankung.

## Die Erfolgsaussichten

Besonders wichtig zu erwähnen ist, dass Parkinson nicht gleich Parkinson ist. Ebenso wie jeder Mensch individuell verschieden auf eine Arzneimittelbehandlung anspricht, gibt es bei der Parkinson-Erkrankung sowohl unterschiedliche Arten des Krankheitsverlaufes als auch unterschiedliche Arten des Ansprechens auf die Medikamente. Mehrheitlich beobachtet man günstige Verlaufsformen mit eher langsamem Fortschreiten der Erkrankung, bei denen die Patienten über viele Jahre hinweg nur gering ausgeprägte Krankheitssymptome zeigen und deshalb in ihrer Lebensführung und Leistungsfähigkeit kaum beeinträchtigt sind. Oft wird jedoch vergessen, dass gerade beim älteren Menschen auch das Alter selbst und andere Erkrankungen zu einer Behinderung führen können. Somit muss deutlich werden, dass ein Parkinson-Patient mit 75 Jahren mit anderen Behinderungen zu rechnen hat als ein Parkinson-Patient mit 50 Jahren.

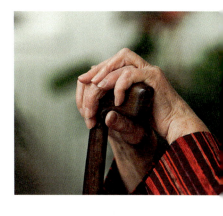

Oft wird dies jedoch bei der Diagnose Parkinson vergessen und die zahlreichen Behinderungen, die vielleicht bei einem 75-Jährigen auch ohne Parkinson-Erkrankung auftreten können, werden kaum berücksichtigt.

Seltener treten schwere Verlaufsformen auf, bei denen die medikamentöse Behandlung bereits zu Erkrankungsbeginn entsprechend aufwendiger und schwieriger ist. Hier müssen oft mehrere Medikamentenkombinationen erprobt werden, um die Verträglichkeit und die ausreichende Behandlung der Symptome bei einem Patienten zu erreichen.

Es sind bisher noch keine Diagnose- und Untersuchungsmethoden bekannt, die es von Anfang an ermöglichen, den Verlauf der Erkrankung sicher vorherzusagen. Üblicherweise ist jedoch der Verlauf so langsam oder schnell, wie er sich bereits in den ersten Jahren gezeigt hat. Die Parkinson-Erkrankung verläuft normalerweise nicht in Phasen oder Schüben, sondern relativ gleichmäßig. Trotzdem kann nach schweren Allgemeinerkrankungen, nach Operationen oder seelischen Belastungen häufig eine Zunahme der Beschwerden festgestellt werden.

Wie schnell Medikamente dem Fortschreiten der Erkrankung angepasst werden müssen, damit die Lebensqualität des Einzelnen erhalten bleibt, ist nicht sicher vorhersehbar. Bei einigen Patienten ist die gleiche Medikamentendosis über ein bis zwei Jahre einzunehmen, bei anderen Patienten muss häufiger eine Steigerung der Dosis erfolgen. Falls die Erkrankung über Jahre ohne Therapieänderung nicht fortschreitet oder viele Jahre keine Dosiserhöhung notwendig ist, sollte man eher an der Diagnose der Parkinson-Erkrankung zweifeln; möglicherweise liegt doch eine andere neurologische Erkrankung zugrunde. Viele Patienten sind schon fälschlich wegen eines Alterszitterns über Jahre mit Parkinson-Medikamenten behandelt worden, ohne dass jemals eine deutliche Besserung oder Verschlechterung der Symptome eingetreten ist.

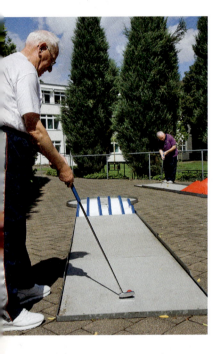

Generell gilt, dass die medikamentöse Therapie dem Alter des Patienten gemäß sein sollte. Dies ist auch in den Leitlinien der Deutschen Gesellschaft für Neurologie so festgehalten. Dabei sollte generell berücksichtigt werden, dass jüngere Patienten eher Medikamente wie Dopamin-Agonisten, ältere Patienten dagegen eher L-Dopa selbst erhalten. Dies hat mit der Wirkung und den Nebenwirkungen der Medikamente sowie mit möglichen Langzeitnebenwirkungen zu tun. Wichtig ist jedoch, dass es sich hierbei um eine Empfehlung handelt und niemals von unabdingbaren Regeln bei der Behandlung der Parkinson-Erkrankung ausgegangen werden sollte. Im Vordergrund stehen immer der individuelle Patient und seine persönlichen Ziele, seine Lebensqualität. Begleitend zur medikamentösen Therapie können je nach Beschwerdebild des Patienten eine krankengymnastische Therapie, eine logopädische Therapie (Sprach- oder Sprechbehandlung) oder auch eine Ergotherapie (feinmotorische Übungen) notwendig sein.

# Atypische Parkinson-Syndrome

## Multisystematrophie (MSA)

a) MSA vom striatonigralen Typ = striatonigrale Degeneration oder MSA-P (Parkinson-Typ)
b) MSA vom cerebellären Typ = MSA mit Kleinhirnstörungen oder MSA-C (cerebellärer Typ); früher: OPCA = Olivo-ponto-cerebelläre Atrophie

Die Multisystematrophie wird unter den zwei oben genannten Begriffen der MSA-P und MSA-C aufgeführt. Da sich diese in den letzten Jahrzehnten jedoch mehrfach geändert haben, ist es manchmal schwierig für den Patienten, die Begrifflichkeiten zuzuordnen. Im Allgemeinen spricht man heute generell von einer MSA = Multisystematrophie, wenn man diese Erkrankung, die zu den atypischen Parkinson-Syndromen gehört, bezeichnen möchte. Die Unterscheidung in die zwei Typen MSA-P und MSA-C ist aber deshalb wichtig, da die Symptome sehr unterschiedlich sein können und oft andere Krankheiten damit verwechselt werden.

Die MSA-P ist der klassischen Parkinson-Erkrankung am ähnlichsten und beginnt oft mit den gleichen Symptomen. Hier tritt meist eine Unbeweglichkeit auf, die ein- oder beidseitig sein kann, auch ein Zittern einer Hand oder eines Beines kann ein erstes Zeichen sein. Besonders wichtig ist jedoch, dass oft vor Beginn oder gleichzeitig mit den Einschränkungen der Beweglichkeit auch Störungen im Bereich des sogenannten „autonomen Nervensystems" auftreten können. Diese sind bei Männern vor allem Störungen der Erektion, die auch schon vor der Diagnose so weit gehen können, dass der Geschlechtsverkehr praktisch unmöglich wird. Manchmal kommt es jedoch nur zu geringen Beeinträchtigungen. Ebenso gilt dies für das Wasserlassen: Viele Patienten berichten, dass gleichzeitig mit dem Auftreten von Beweglichkeitsstörungen ein Drang herrscht, sehr schnell zur Toilette zu gehen, wenn sie Wasser lassen müssen. Andere Patienten verspüren einen sehr häufigen Drang oder können manchmal das Wasser nicht halten, d. h. es besteht eine geringe Inkontinenz. Weitere Symptome, die das autonome Nervensystem betreffen, sind Blutdruckregulationsstörungen. Dies heißt nicht, dass grundsätzlich ein hoher oder ein niedriger Blutdruck besteht, sondern dass beim Aufstehen der Blutdruck nicht schnell genug reguliert wird, sodass es zu einem Blutdruckabfall kommt. Dies bedeutet, dass es dem Patienten bei schnellem Aufstehen oder bei längerem Stehen schwarz vor den Augen werden kann, oder sogar eine Ohnmacht droht. Es finden sich dabei oft große Unterschiede des Blutdrucks im Liegen und im Stehen. Deshalb ist es wichtig, den Blutdruck in unterschiedlichen Positionen zu messen. Ursache dieser Regulationsstörung ist die fehlende Anpassung der kleinen Gefäße an die veränderte Position des Körpers, die durch das autonome Nervensystem üblicherweise automatisch reguliert wird.

Die Störungen der Beweglichkeit äußern sich meist in einer Bewegungsverlangsamung, die auch oft beidseitig sein kann und auch das Gehen früh beeinträchtigen kann.

Das Zittern besteht manchmal nicht aus einem regelmäßigen Tremor, sondern auch aus kleinen unregelmäßigen Zuckungen (Myoklonien), die sowohl in Ruhe als auch beim Halten von Gegenständen auftreten können. Hier können genauere Messungen des Zitterns in einem Labor helfen, eine Unterscheidung zum klassischen Morbus Parkinson und dem dabei auftretenden Ruhetremor herbeizuführen.

Bei manchen Patienten treten auch sogenannte „dystone Symptome" auf. Diese sind oft Fehlhaltungen des Armes – keine Lähmungen und Verlangsamungen, sondern vor allem beim Gehen oder beim Anspannen der Muskeln auftretende „Verdrehungen", z. B. ein Einwärtsdrehen des Fußes oder des Armes (▶ Abb. 5).

Auch bei der MSA können Störungen des Gleichgewichts und damit verbunden frühe Stürze auftreten. Die Gleichgewichtsstörungen werden jedoch meistens bei der MSA-C, die das Kleinhirn mit betrifft, hervorgerufen. So ist es für diese Patienten sehr schwierig, wie ein Seiltänzer auf einer Linie zu gehen oder das Gleichgewicht im Gehen oder auch schon beim Stehen auf einem Bein zu halten. Es fällt manchmal ein Abweichen nach einer Seite auf, das ganz unwillkürlich beim Gehen auftritt.

Die Augenbewegungsstörungen können durch kleine ruckartige Bewegungen der Augen, eine sogenannte sakkadierte Blickfolge, gekennzeichnet

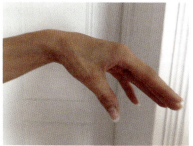 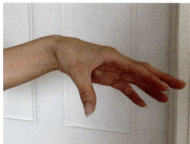

**Abb. 5** Handhaltung bei Dystonie. **Links:** Entspannte Handhaltung bei einer Patientin mit Dystonie. **Rechts:** Wird die Hand aktiviert, sieht man oft die hier gezeigte typische Handhaltung, die von der Patientin als Verspannung empfunden wird.

sein. Sie können aber auch unauffällig sein. Der Gesichtsausdruck weist häufig eine reduzierte Mimik auf, ähnlich wie bei Patienten mit klassischer Parkinson-Erkrankung, kann aber auch durch dystone Symptome, d. h. vermehrte Anspannungen in Gesichts- und Wangenbereich, leicht verzerrt sein oder auch wie bei einem leichten Lächeln aussehen.

Weitere Symptome der Dystonie, z. B. ein Schiefhals oder ein leichtes Vornüberfallen des Kopfes, ein sogenannter „Antecollis", oder ein Nach-hinten-Ziehen des Kopfes, ein „Retrocollis", können auftreten.

Das Sprechen ist oft sehr ähnlich beeinträchtigt wie bei der klassischen Parkinson-Erkrankung, es ist heiser, verlangsamt, es kann aber auch vollkommen unauffällig sein.

Insgesamt zeigt sich bei der MSA eine große Variationsbreite der Symptome, die jedoch im Vergleich zur klassischen Parkinson-Erkrankung mit zusätzlichen Beschwerden einhergehen und häufig durch eine deutliche allgemeine Verlangsamung, manchmal auch Schmerzen im Wirbelsäulen- und Rumpfbereich gekennzeichnet sind.

Störungen des Denkens und des Gedächtnisses treten bei der MSA sehr selten auf, und wenn sie auftreten, meist erst nach Jahren der Erkrankung. Möglicherweise sind die Stimmung und der Schlaf beeinträchtigt, jedoch nicht das Denken, die Orientierung und die visuell räumlichen Fähigkeiten. Untersuchungen im Schlaflabor bei Patienten mit Multisystematrophie zeigen in über 90 % Traumschlafstörungen (REM-Schlafverhaltensstörung,

RBD), bestehend aus vermehrtem Sprechen und Bewegen im Traumschlaf (REM-Schlaf), wie es auch bei ca. 50 % der Parkinson-Patienten der Fall ist. Nächtliche Halluzinationen und Verwirrtheit hingegen treten fast nie auf.

Die Angehörigen von MSA-Patienten bemerken häufig als Erstes die allgemeine Verlangsamung und Veränderungen des Gesichtsausdruckes sowie kleine Zuckungen und Störungen der Feinmotorik. Auch depressive Verstimmungen können diese Veränderungen begleiten. Verhaltensstörungen und Denkstörungen hingegen sind selten. Mehr im Vordergrund stehen die autonomen Störungen, mit Blasenstörungen oder Blutdruckregulationsstörungen. Hierauf muss insbesondere geachtet werden, wenn gleichzeitig Medikamente eingenommen werden, die den Blutdruck senken.

Bei der MSA besteht ein etwas anderer Krankheitsmechanismus als bei der klassischen Parkinson-Erkrankung. Es gehen nicht in erster Linie Nervenzellen, die Dopamin produzieren, zugrunde, sondern es werden in mehreren Bereichen des Gehirns, in den sogenannten Basalganglien (vor allem im Putamen und Pallidum) Nervenzellen in sogenannte Hüllzellen (Gliazellen) umgewandelt. Diese können mithilfe einer spezifischen Technik der Magnetresonanztomografie als Gliose bzw. kleiner weißer Randsaum festgestellt werden. Weiterhin treten die sogenannten Eisenablagerungen auf, die man in diesen Bereichen ebenfalls in der Magnetresonanztomografie feststellen kann. Diese sind nicht ursächlich für die Krankheit verantwortlich, sondern nur ein Zeichen der bereits untergegangenen Nervenzellen. Durch die Umwandlung von Nervenzellen in Hüllzellen ist der Weiterleitungsprozess der Nervenaktion, der für eine geregelte Bewegung erforderlich ist, gestört. Da es sich hier nicht um ein Fehlen von Nervenübertragerstoffen, sondern letztendlich um einen langsamen Untergang von Nervenzellen handelt, gestaltet sich die Behandlung von MSA-Patienten insgesamt schwieriger. Man weiß jedoch, dass auch bei der MSA das Alpha-Synuklein, ein Eiweißstoff, der bei der Parkinson-Erkrankung eine wichtige Rolle spielt, von Bedeutung ist. Veränderungen im Stoffwechsel des Alpha-Synukleins mit nicht ausreichendem Abbau dieses Eiweißstoffes führen möglicherweise zu einem Umbau und dann zum Absterben der entsprechenden Nervenzellen. Die entstandene Gliose bzw. das Narbengewebe ist dann nicht mehr funktionstüchtig wie die ursprüngliche Nervenzelle.

## Diagnostik

Die Diagnose einer MSA-P oder einer MSA-C wird zunächst aus den Symptomen und der Vorgeschichte des Patienten sowie aus der klinischen Untersuchung gestellt. Zusätzliche Untersuchungen, wie vor allem bildgebende Untersuchungen, z. B. die Kernspintomografie, aber auch nuklearmedizinische Untersuchungen wie der DaTSCAN, IBZM-Spect oder MIBG-Spect (Erklärung im Kapitel „Diagnosestellung") können hier besonders hilfreich sein. Ebenso ist es wichtig, Testungen des autonomen oder vegetativen Nervensystems durchzuführen. Diese beinhalten eine genaue Untersuchung der Blasenstörung, z. B. auch bei einem Facharzt für Urologie, um andere Störungen der Blasenfunktion auszuschließen. Weiterhin sollten Blutdruckfunktionstests, am einfachsten der sogenannte „Schellong-Test" durchgeführt werden. Hierbei wird der Blutdruck und der Puls im Liegen, nach dem Aufstehen und dann wieder im Liegen gemessen und die Anpassungsfähigkeit von Blutdruck und Puls beurteilt.

Kompliziertere Untersuchungen wie eine Messung der Funktion des Schließmuskels (Sphinkter-EMG) sind heutzutage nicht mehr erforderlich und nicht ausreichend aussagekräftig.

Auch bei der MSA ist eine wirklich sichere Diagnose nur durch Untersuchung des Gehirnes möglich. Im weiteren Verlauf kann jedoch auch noch nach ein bis zwei Jahren oft relativ genau festgestellt werden – wenn dies am Anfang nicht der Fall gewesen sein sollte – ob es sich um eine klassische Parkinson-Erkrankung oder eine MSA handelt.

## Verlauf

In vielen Artikeln und im Internet findet man Beschreibungen, die einen schnell fortschreitenden Verlauf der MSA berichten. Es sei an dieser Stelle gewarnt, dass diese Berichte oft aus den Zeiten stammen, in denen man nur die besonders schweren Fälle der MSA diagnostizieren konnte. Heutzutage ist bekannt, dass viele Patienten mit einer MSA einen ähnlich langen Krankheitsverlauf wie Patienten mit einer Parkinson-Erkrankung zeigen und die Diagnose jetzt früher gestellt werden kann. Trotzdem ist die Verlangsamung der Bewegungen oft schneller fortschreitend als bei der Parkinson-Erkrankung, da die medikamentösen Behandlungsmöglichkeiten hier beschränkter sind. Andererseits sind Patienten mit MSA durch ihre intakten Denkfähigkeiten oft sehr gut in der Lage, körperliche Einschränkungen auszugleichen und sogar Stürze zu vermeiden.

Nach einigen Jahren der Erkrankung können bei der MSA auch Schluckstörungen auftreten, die sich mit Husten beim Essen oder häufigem Verschlucken ankündigen. Dies sollte unbedingt rechtzeitig bei einem HNO-Arzt untersucht werden. Auch nächtliche laute Atemgeräusche, ein sogenannter „Stridor", können bei der MSA auftreten. Sie können den Patienten in Extremfällen auch tagsüber beeinträchtigen und sollten genau überwacht werden. Deshalb sollte der Neurologe den Patienten regelmäßig einem HNO-Arzt vorstellen, um das Ausmaß des Stridors und der Atemstörung, eventuell auch einer Schluckstörung, zu beurteilen.

## Therapie

Die Behandlung der MSA ist der Behandlung der Parkinson-Erkrankung sehr ähnlich. Gerade bei der MSA-P sind dopaminhaltige Medikamente, insbesondere L-Dopa, oft sehr effektiv. Die Medikation mit L-Dopa verbessert insbesondere die Unbeweglichkeit und die feinmotorischen Störungen. Die

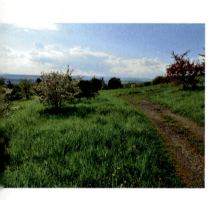

Gleichgewichtsstörungen werden meist nicht verbessert. Manchmal ist es auch sinnvoll, hohe Einzeldosen von L-Dopa zu geben, da dadurch eine deutliche Verbesserung erreicht werden kann. Dies ist im Vergleich zur Behandlung der Parkinson-Erkrankung auch ohne langfristiges Risiko möglich, da Nebenwirkungen wie Überbewegungen (Dyskinesien) bei der Multisystematrophie nicht auftreten oder nur in viel geringerem Maße, aber wohl nicht mit der langfristigen Verabreichung von L-Dopa zusammenhängen. Auch Amantadin oder andere Medikamente, wie sie bei der klassischen Parkinson-Erkrankung gegeben werden, z. B. Anticholinergika, können gerade bei den dystonen Symptomen wirksam sein. Für diese Beschwerden, wie auch für den Schiefhals, wäre auch eine Behandlung mit Botulinumtoxin, das in den Muskel gespritzt wird, eine Behandlungsmöglichkeit. Hier gibt es ausgewiesene Zentren, die derartige Therapien durchführen.

Leider stehen nur wenige Behandlungsstudien zur MSA zur Verfügung, da die Erkrankung wesentlich seltener als die Parkinson-Erkrankung auftritt und es schwierig ist, große Patientenzahlen zu untersuchen. Zahlreiche kleinere Studien mit einzelnen Patienten sind jedoch durchgeführt worden und zeigten leichte Verbesserungen mit unterschiedlichen Medikamenten, eine generelle Empfehlung für ein Medikament außerhalb der dopaminergen Medikation kann derzeit jedoch nicht gegeben werden.

## Progressive Supranukleäre Blicklähmung (Blickparese) (PSP)

Die PSP gehört ebenso wie die Parkinson-Erkrankung und die MSA zu den neurodegenerativen Erkrankungen und Parkinson-Syndromen. Zu Beginn der Erkrankung können die Symptome sehr ähnlich wie bei der klassischen Parkinson-Erkrankung aussehen. Es gibt jedoch einige Symptome, die bereits früh darauf hinweisen, dass es sich um die PSP handelt und nicht um eine klassische Parkinson-Erkrankung.

Patienten mit PSP bemerken meist als erstes Symptom eine Unsicherheit beim Gehen, manchmal ein Schwindelgefühl oder auch eine Benommenheit im Kopf beim Gehen. Oft treten bereits wenige Wochen oder Monate nach Beginn der ersten Symptome Stürze auf. Die Patienten können sich oft gar nicht erklären, warum sie gestürzt sind, sie verlieren nicht das Bewusstsein, fallen jedoch häufig nach hinten oder direkt nach vorne. Ganz besonders sturzgefährdet sind diese Patienten beim Treppengehen. Weiterhin treten Sehstörungen im Sinne von Doppelsehen auf. Manche Patienten bemerken auch, dass sie nicht mehr so schnell nach rechts oder links, oder nach unten sehen können. Dies wird besonders beim Treppensteigen auffällig, wenn man ganz genau nach unten sehen muss, um die einzelnen Stufen beim Treppabgehen zu erkennen. Den Angehörigen fällt oft ein starrer Blick auf, der durch ein unwillkürliches Anspannen des Stirnmuskels entsteht, aber auch durch die verlangsamten und eingeschränkten Augenbewegungen bedingt ist.

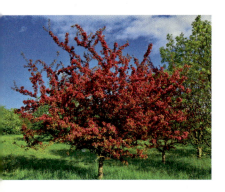

Häufig ist das Sprechen verändert. Es werden Silben wiederholt, manchmal ist die Stimme etwas leise. Durch die Silbenwiederholungen klingt es wie ein „Stottern". Der Patient weiß sehr genau, was er sagen möchte. Dies wird jedoch häufig unvollständig und mit vielen Silben und Wortwiederholungen hervorgebracht. Im Verlauf der Erkrankung wird vor allem die Gangstörung das Hauptproblem, die Schritte werden manchmal kleiner, können aber auch eine normale Schrittlänge aufweisen. Probleme bestehen meistens beim Umdrehen oder Losgehen. Rückwärtsgehen ist oft gar nicht mehr möglich, da Stürze auftreten.

Im Gegensatz zur klassischen Parkinson-Erkrankung sind Verdauungsstörungen und Schlafstörungen eher selten. Meist empfindet der Patient seinen Schlaf als ausreichend, obwohl er, wenn man ihn im Schlaflabor untersucht, an einer ausgeprägten Schlaflosigkeit und Wachheit in der Nacht leiden kann.

Die Angehörigen bemerken oft Verhaltensstörungen, manchmal auch Denkstörungen. Die Verhaltensstörungen können zum Beispiel dadurch auffallen, dass das Essen sehr schnell und wahllos verschlungen wird, oder dass Emotionen sich verändern. Andere Patienten scheinen fast das Trinken zu vergessen, was auch bei der Parkinson-Erkrankung oft ein Problem darstellt. Die Verhaltensstörungen sind durch Aufforderung der Angehörigen oft nicht zu verändern, da es sich um organische Veränderungen des Gehirns im Rahmen der Erkrankung handelt, im sogenannten „Frontalhirn". Manchmal werden auch Tätigkeiten oder Worte, Geräusche wie Brummen oder Summen ständig wiederholt, ohne dass es dem Patienten bewusst wird. Auch ein plötzliches Weinen oder Lachen muss nicht unbedingt mit der Gefühlssituation des Patienten zusammenhängen, sondern kann durch die Erkrankung bedingt sein und vom Patienten oft nicht gesteuert werden.

## Diagnostik

Bei der PSP gehen in unterschiedlichen Bereichen des Gehirns, vor allem aber auch im Hirnstammbereich und der Brücke (Pons), Neurone zugrunde, ebenso sind Bereiche im vorderen Hirnabschnitt (Frontalhirn) betroffen. Es ist bislang unbekannt, wodurch diese Störungen bedingt sind. Man hat jedoch in diesen Bereichen der Nervenzellen das sogenannte Tau-Protein gefunden, das in die Nervenzellen eingelagert ist. Eine wahrscheinliche Diagnose dieser Erkrankung kann manchmal zu Beginn, häufig jedoch nach ein bis zwei Jahren, gestellt werden. Eine wirklich sichere Diagnose ist jedoch nur neuropathologisch, d.h. durch das Untersuchen des Gehirns nach dem Tode, möglich. Stürze zu Beginn der Erkrankung lassen die Diagnose einer PSP jedoch bereits frühzeitig vermuten.

## Therapie

Die Behandlung der PSP ist bisher leider wenig erfolgreich, da keine spezifischen Medikamente zur Verfügung stehen, um die Erkrankung zu heilen oder auch nur aufzuhalten. Bei einigen Patienten können die Symptome wie die Unbeweglichkeit, Bewegungsverlangsamung, manchmal auch die Gangstörung, durch ähnliche Medikamente wie bei der Parkinson-Erkrankung behandelt werden. Dies besteht meist in der Gabe von Levodopa oder Amantadin (siehe Kapitel „Therapie der Parkinson-Erkrankung"). Viele Patienten, die ein akinetisch rigides Parkinson-Syndrom aufweisen, d.h. sehr verlangsamt sind und auch Feinmotorikstörungen haben, können durch obige Behandlung ihre Beschwerden verbessern. Meist müssen jedoch höhere Dosierungen als bei der Parkinson-Erkrankung gegeben werden. Leider fehlen bis heute ausreichende Studien, die beweisen würden, ob und bei welchen PSP-Patienten eine Behandlung mit L-Dopa und/oder Amantadin oder anderen Medikamenten, wie sie bei der Parkinson-Behandlung eingesetzt werden, sinnvoll ist. In vielen Beobachtungsstudien konnte keine sichere Verbesserung über längere Zeit festgestellt werden. Deshalb ist die nicht-medikamentöse Therapie bei der PSP besonders wichtig.

## Physiotherapie

In der Physiotherapie steht die Krankengymnastik mit dem sogenannten „Sturztraining" an erster Stelle. Hierbei soll der Patient erlernen, wie er seine fehlenden Reflexe des Gleichgewichts, die sogenannte „posturale Instabilität"

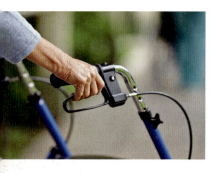

eventuell verbessern kann. Leider ist dies oft nur im Anfangsstadium der Erkrankung möglich. Wenn die Gleichgewichtsstörungen besonders ausgeprägt sind und bereits mehrfach Stürze aufgetreten sind, sollte der Betroffene möglichst nur mit Unterstützung oder Hilfsgeräten gehen, um letztendlich weitere Stürze zu vermeiden. Hierzu gehört das Training mit einem Rollator, oder auch am Arm eines Angehörigen.

Bei längeren Ausflügen oder außerhalb des Hauses empfiehlt es sich, zur Sicherheit einen Rollstuhl mitzunehmen. Viele Patienten können – auch durch die Erkrankung bedingt – das hohe Sturzrisiko und die dadurch bedingte Gefahr nicht einsehen und halten sich nicht an Vorsichtsmaßnahmen. Leider bedeutet das meistens, dass schwere Stürze mit Verletzungen und Knochenbrüchen die Folge sind. Eine Möglichkeit, dies zu vermeiden, ist das Tragen eines Hüftprotektors, eines Gürtels mit Polstern um die Hüften, um bei einem möglichen Sturz die Gefahr eines Oberschenkelhalsbruches zu verringern. Studien haben gezeigt, dass dadurch das Risiko von lebensbedrohlichen Oberschenkelhalsfrakturen deutlich verringert wird. Weiterhin sollten auch zu Hause keine Pantoffeln, sondern geschlossene Schuhe getragen werden, und Möbel und Teppiche, die eine Sturzgefahr für den Patienten bedeuten, entfernt werden.

## Logopädie

Viele PSP-Patienten benötigen eine logopädische Behandlung. Diese soll den Patienten vor allem Tipps und Tricks lehren, das schnelle Sprechen mit der ständigen Silbenwiederholung zu vermeiden. Inwieweit ein PSP-Patient dies umsetzen kann, ist ganz von seinen geistigen Fähigkeiten und seiner Lernfähigkeit abhängig.

## CBD (kortikobasalganglionäres Syndrom, kortikobasale Degeneration)

Die CBD gehört zu den selten auftretenden Parkinson-Syndromen, die fast immer übersehen oder fehldiagnostiziert werden. Leider ist der Krankheitsbegriff bei den Neurologen oft nicht bekannt, da die Erkrankung erst in den letzten zehn Jahren genauer beschrieben und definiert wurde. Die CBD gehört zu den sogenannten „Tauopathien", das heißt, sie ist der PSP (siehe dort) ähnlicher als einer klassischen Parkinson-Erkrankung.

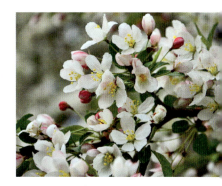

Die Symptome einer CBD haben meistens ein ganz deutliches Charakteristikum: Oft beginnt die Erkrankung mit einer Feinmotorikstörung einer Hand, seltener auch eines Beines. Fast immer beginnt sie jedoch asymmetrisch. Neben der verminderten Beweglichkeit und einer Feinmotorikstörung der Hand werden oft auch Zuckungen im Bereich der Hand oder des Armes, die unwillkürlich auftreten, vom Patienten bemerkt. Diese werden als „Myoklonien" bezeichnet. Manchmal treten diese Myoklonien auch verstärkt auf, wenn man mit einem Gegenstand vorsichtig über die Finger oder die Hand streicht. Neben der Ungeschicklichkeit oder auch zunehmenden Steifigkeit der Hand bemerkt der Patient oft, dass die Hand oder auch der ganze Arm den Befehlen nicht mehr gehorcht. So kann es vorkommen, dass mit der Hand beim Essen die Gabel nicht mehr richtig gefasst werden kann, oder dass ein Stift nicht mehr richtig mit den Fingern ergriffen werden kann.

Dies ist häufig von einem Fremdheitsgefühl begleitet, als ob der Arm nicht mehr zu einem gehören würde, und wird als „Alien-limb-Phänomen" beschrieben. Ursache dieses Fremdheitsgefühls ist, dass auch Strukturen in der Hirnrinde und nicht nur in den Basalganglien bei dieser Erkrankung betroffen sind und eine sogenannte „Apraxie" entsteht. Apraxie bedeutet, dass bekannte Bewegungen und Abfolgen von Bewegungen nicht mehr durchgeführt werden können, weil die Koordination und die Befehlsgebung vom Gehirn zur Hand oder zum Bein nicht funktionieren. Typisch ist zum Beispiel die Schwierigkeit, eine Zahnbürste richtig zu halten, um sich die Zähne zu putzen. Dabei ist jedoch das Gefühl unbeeinträchtigt, d.h. es besteht keine Taubheit oder kein Kribbeln im Bereich des gestörten Armes oder Beines, ebenso keine Lähmung.

Patienten mit einer CBD können ganz unterschiedliche weitere Symptome aufweisen, z.B. eine allgemeine Verlangsamung, eine veränderte Mimik, fast alle Beschwerden, die auch bei einer Parkinson-Erkrankung auftreten. Die typischen Symptome der Apraxie oder des Alien limb (siehe oben) sind jedoch ein klarer Hinweis, dass es sich hier um eine andere Erkrankung als die Parkinson-Erkrankung handelt. Weitere Symptome einer CBD können sein: Gangstörungen mit Fallneigung, Sprechstörung, veränderte Mimik, Gedächtnisstörungen und Verkrampfungen der Extremitäten. Diese sind meistens einseitig und führen zu einer typischen Handhaltung, die dann auch oft zur Diagnosestellung führt.

Gerade die Vielfalt der verschiedenen Symptome erschwert es oft, die Diagnose einer CBD zu stellen. Die Patienten bemerken meist als Erstes die Feinmotorikstörung der Hand, oft auch Gleichgewichtsstörungen, die ähnlich einer Ataxie wie bei Kleinhirnerkrankungen aussehen können. Die sogenannten „vegetativen Störungen", d.h. Blutdruckregulationsstörungen, Verstopfung, Verdauungsstörungen treten bei der CBD eher selten auf.

Bei der CBD besteht im Gegensatz zur klassischen Parkinson-Erkrankung oder auch zur MSA ein anderer Krankheitsmechanismus. Im Laufe der Erkrankung werden die Bereiche der Basalganglien, aber auch die Bereiche der Hirnrinde betroffen und durch Ablagerungen mit Tau-Protein, das auch bei der PSP und bei der Alzheimer-Erkrankung gefunden wird, beeinträchtigt. Manchmal sieht der Neuropathologe, wenn er das Gehirn eines Patienten mit CBD untersucht, ein Bild wie wenn sich ein Parkinson-Syndrom mit einer Alzheimer-Erkrankung „mischen" würde. Es handelt sich dann um einen langsamen Untergang von Nervenzellen und Bahnen, die zur Koordination der Bewegung oder auch des Denkens erforderlich sind.

## Diagnostik

Die Diagnose einer CBD wird aus den klinischen Symptomen gestellt. Zusätzliche Untersuchungen wie vor allem die Kernspintomografie können im Frühstadium oft keine Hinweise auf die Erkrankung geben, da sich hier ein Normalbefund zeigt. Erst im Laufe der Erkrankung zeigt sich oft eine Asymmetrie der Hirnwindungen mit einer Atrophie bestimmter Hirnbereiche, die zur veränderten Feinmotorik und zum „Alien limb" führen. Die DaTSCAN-Untersuchung zeigt unspezifisch meist eine deutliche Reduzierung der chemischen Bindung der verabreichten radioaktiv markierten Substanz an den Dopamin-Transporter beidseits. Dies ist ein Hinweis auf eine Neurodegeneration, ist aber nicht ausreichend für eine Diagnose. Leider gibt es bis heute keinen sicheren Test, der die CBD von anderen atypischen Parkinson-Syndromen unterscheiden würde. Oft kann die korrekte Diagnose erst im Verlauf der Erkrankung gestellt werden. Wie auch bei anderen Erkrankungen aus dem Parkinson-Bereich ist auch hier letztendlich die Untersuchung des Gehirns durch den Neuropathologen die einzig wirklich sichere Möglichkeit, die Diagnose zu stellen.

## Therapie

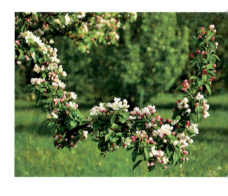

Die Behandlung der CBD ist der anderer atypischer Parkinson-Syndromen ähnlich. Die Behandlung der Steifigkeit und des Zitterns, wenn es überhaupt auftritt, kann mit dopaminhaltigen Medikamenten, am besten nur mit L-Dopa, versucht werden. Hier findet sich oft eine deutliche Besserung. Leider ist für die Gleichgewichtsstörung sowie für die Verkrampfung der Extremitäten diese Medikation nicht hilfreich. Auch das sogenannte Alien-limb-Phänomen kann medikamentös nicht behandelt werden. Hier helfen ergotherapeutische Ansatzpunkte, manchmal auch die sogenannte Spiegeltherapie, wobei durch Ausführungen von Bewegungen der gesunden Seite die kranke Seite wieder aktiviert wird. Falls ausgeprägte Myoklonien auftreten, kann auch eine Behandlung mit Benzodiazepinen in geringer Dosis sinnvoll sein. Schmerzen durch die Verkrampfungen der Hand können mit einer Botulinumtoxin-Behandlung verbessert werden. Hierbei werden die verkrampften Muskeln durch Injektionen von Botulinumtoxin gelockert.

## Verlauf

Die Erkrankung verläuft meistens langsam fortschreitend, aber auch hier wird in vielen Beschreibungen ein schneller Verlauf mitgeteilt, obwohl einzelne Fälle in letzter Zeit immer wieder einen langen kontinuierlichen Verlauf der Erkrankung von über zehn Jahren beschreiben. Wahrscheinlich ist die Variabilität viel höher als wir bisher angenommen haben, da die Erkrankung vielfach nicht richtig diagnostiziert wurde.

## Lewy-Körper-Erkrankung (Lewy-Body-Disease, LBD oder DLB) oder Lewy-Körper-Demenz

Die LBD ist eine der seltenen Formen eines Parkinson-Syndroms und einer Demenz. Leider wird sie oft übersehen, da viele Ärzte die Diagnose nicht oder kaum kennen. Die derzeit häufigste Form einer Demenz ist die Alzheimer-Erkrankung, die manchmal ähnlich wie die LBD aussehen kann. Allerdings weist die Alzheimer-Demenz weniger Parkinson-typische Symptome wie Gangstörung, verminderte Beweglichkeit oder auch ein Zittern auf.

## Diagnostik

Patienten mit LBD sollten nach international vereinbarten Diagnosekriterien ein Parkinson-Syndrom aufweisen mit meist symmetrischen, beidseitigen Störungen der Beweglichkeit, zusätzlich aber auch ausgeprägte Störungen des vegetativen Nervensystems, wie es für die MSA beschrieben ist (Blutdruckregulationsstörungen, evtl. Blasenstörungen). Typischerweise können auch

Änderungen der Bewusstseinslage, d. h. ein Wechsel von Wachheit und Benommenheit, auftreten, manchmal innerhalb von Minuten oder Stunden. Diese Störungen der „Vigilanz" können jederzeit und in unterschiedlichem Maße auftreten. Weiterhin ist es zur Diagnose erforderlich, dass Störungen des Denkens bereits im ersten Jahr der motorischen Störungen vorhanden sind. Dies kann aber variieren, es gibt zahlreiche Patienten, die schon mehrere Jahre geringe Störungen der Beweglichkeit aufweisen, bevor Störungen des Denkens aufgetreten sind. Weiterhin sollten Halluzinationen bereits früh in der Erkrankung bekannt werden. Oft sehen die Patienten, wie sich scheinbar lebhafte Szenen vor ihren Augen abspielen, die gar nie stattgefunden haben.

Die Diagnose wird aus den klinischen Symptomen gestellt und ist manchmal schwierig zu sichern, da im Anfangsstadium auch vielleicht eine klassische Parkinson-Erkrankung in Frage käme. Besonders wichtig für die Diagnosestellung ist, dass Patienten mit LBD auch eine veränderte Dopamin-Transporter-Bindung im DaTSCAN (siehe S. 21) zeigen. Beeinträchtigungen des Denkens werden durch eine neuropsychologische Testung festgestellt, Verhaltensauffälligkeiten wie Halluzinationen oder Misstrauen der Umgebung gegenüber durch eine psychiatrische Beurteilung. In der Kernspintomografie zeigt sich meist ein allgemeiner Hirnschwund (Atrophie) ohne weitere besondere Merkmale.

## Therapie und Verlauf

Die Behandlung besteht in einer vorsichtigen und meist niedrig dosierten Therapie mit L-Dopa/DDCI (siehe S. 63), eventuell mit zusätzlicher Gabe eines Neuroleptikums, eines Medikamentes gegen Halluzinationen. Auch hier muss sehr vorsichtig dosiert werden, da Patienten mit LBD auf Psychopharmaka im Allgemeinen mit ausgeprägten Nebenwirkungen wie Müdigkeit und Benommenheit reagieren können. Zusätzlich ist die Behandlung mit Rivastigmin gegen die Demenz zugelassen und zu empfehlen.

Die Erkrankung kann über viele Jahre verlaufen, aber bei einigen Patienten mit LBD in eine schneller verlaufende Demenz münden. Halluzinationen sollten auch wegen der sozialen Interaktion der Patienten mit ihren Angehörigen unbedingt rechtzeitig und ausreichend behandelt werden.

## Normaldruck-Hydrocephalus (NPH)

Der NPH wird nicht direkt zu den Parkinson-Syndromen gezählt, da die Symptome durchaus unterschiedlich sind und überwiegend eine Gangstörung besteht. Der NPH gehört auch nicht zu den neurodegenerativen Erkrankungen, die Symptome können aber ähnlich sein. Die Patienten sind meist im fortgeschrittenen Alter über 75 Jahre, nur wenige Patienten sind jünger.

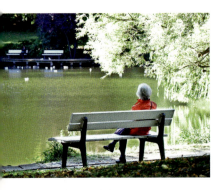

Zu den drei charakteristischen Symptomen des NPH zählen die Gangstörung, Störungen des Wasserlassens, typischerweise eine Inkontinenz und Denkstörungen bis zur Demenz. Die Gangstörung besteht aus einem sehr unsicheren und breitbeinigem Gangbild, charakteristischerweise werden die Füße kaum vom Boden gehoben, der Patient hat ein Gefühl, wie wenn die Füße „am Boden kleben", es besteht oft eine Starthemmung beim Losgehen oder Umdrehen mit ausgeprägtem Risiko zum Stürzen. Die gesamte Störung betrifft vor allem die Beine mit einer allgemeinen Verlangsamung des Patienten, ohne dass eine deutliche Seitendifferenz der Beschwerden erkennbar ist. Die Feinmotorik an den Händen ist meist nicht beeinträchtigt. Wegen der Gangstörung und der Verlangsamung, oft auch einer Antriebsstörung, wird häufig fälschlicherweise ein Parkinson-Syndrom diagnostiziert.

## Diagnostik

Die richtige Diagnose zeigt sich, wenn eine Computer- oder Kernspintomografie des Gehirns durchgeführt wird. Dann findet sich meist eine Vergrößerung der Hirnwasserkammern (Ventrikel), oft mit Veränderungen wie Ödemen oder Durchblutungsstörungen im angrenzenden Hirngewebe. Radiologen und Neurologen sollten aus diesen Bildern dann die Diagnose eines NPH stellen können.

Von dieser Vergrößerung der Hirnwasserkammern leitet sich der Name dieses Krankheitsbildes ab: Hydrocephalus ist das griechische Wort für Wasserkopf.

## Therapie und Verlauf

Die Behandlung besteht in einer probeweisen Entlastung dieses vermehrten Hirnwassers, das auf das umliegende Hirngewebe förmlich „drückt", durch eine Nervenwasserentnahme (Liquorpunktion). Diese wird allerdings nicht im Kopfbereich, sondern dort, wo üblicherweise punktiert wird, im Lendenwirbelbereich durchgeführt. Dort kann auch der Druck, der im Nervenwassersystem herrscht, während der Punktion leicht gemessen werden. Dies ist eine einfache und wichtige Methode, da Stunden bis Tage nach der Entlastung durch Entnahme von Liquor die Patienten oft deutlich besser gehen können und sich besser fühlen. Leider hält diese Besserung oft nur wenige Tage an, da ja immer weiter Nervenwasser produziert wird, und es sich wahrscheinlich um eine Störung der Rückaufnahme des Nervenwassers im Gehirn handelt.

Langfristig kann durch eine Operation mit Einsetzen eines sogenannten Ventils, d.h. eines kleinen Abflussröhrchens im Gehirn, dieses Problem behoben und die Störung damit geheilt werden. Genauere Informationen über diese Operation, die nur einen kleinen Eingriff bedeutet, wird Ihnen der Neurologe und Neurochirurg geben können.

Eine Behandlung mit Parkinson-Medikamenten ist nicht sinnvoll, es sei denn, es besteht zusätzlich auch eine Parkinson-Erkrankung.

## Medikamenteninduzierte Parkinson-Syndrome

Einige Medikamente, meistens aus dem Bereich der Psychopharmaka, können ein Parkinson-Syndrom mit Verlangsamung, aber auch mit Zittern hervorrufen. Dies geschieht vor allem bei den Menschen, die für diese Nebenwirkung empfindlich sind. Zu den auslösenden Medikamenten zählen die in der Psychiatrie verwendeten Neuroleptika. Das sind Gegenspieler des

Dopamins (Dopamin-Antagonisten), die dann die Bindungsstellen für Dopamin (Dopamin-Rezeptoren) im Gehirn blockieren. Deshalb ist es dringend erforderlich, dass jeder Patient, der mit einem Verdacht auf ein Parkinson-Syndrom untersucht wird, dem Arzt alle Medikamente, die er einnimmt, mitteilt. Nur so kann ausgeschlossen werden, dass es sich um ein medikamenteninduziertes Parkinson-Syndrom handelt.

Ein Absetzen oder Ersetzen dieser Medikamente führt meistens zu einer völligen Wiederherstellung ohne bleibende Symptome. Es kann jedoch auch passieren, dass durch die erstmalige Einnahme dieser Medikamente Symptome einer Parkinson-Erkrankung, die vorher noch „geschlummert" haben, erstmals auftreten. Dann sind diese Beschwerden meist nicht mehr vollständig rückläufig und sollten gemäß den Richtlinien zur Parkinson-Erkrankung auch behandelt werden.

Folgende Medikamente sind hauptsächlich Auslöser von medikamentös bedingten Parkinson-Syndromen:

- sogenannte typische oder klassische Neuroleptika: bei Psychosen, aber auch zur Beruhigung oder selten bei Schlafstörungen und Nervosität verabreicht, jedoch für die letzteren Störungen nicht zugelassen
- Antiepileptika wie beispielsweise Valproinsäure: gegen epileptische Anfälle oder zur Vorbeugung von manisch-depressiven Krankheitsbildern verabreicht
- Kalzium-Antagonisten wie Flunarizin und Cinnarizin: gegen Schwindel verwendet
- Metoclopramid: gegen Übelkeit

# Die Behandlungsmöglichkeiten

# Welche Behandlungsmöglichkeiten gibt es?

Die Behandlung der Parkinson-Erkrankung setzt sich aus mehreren Elementen zusammen.

Dazu gehört zunächst eine Aufklärung über die Erkrankung und die Behandlung mit entsprechender psychosozialer Betreuung des Patienten, oft auch der Angehörigen.

Die medikamentöse Therapie sollte individuell an die Beschwerden des Patienten, das Alter des Patienten, die Verträglichkeit von Medikamenten und an Begleiterkrankungen angepasst werden.

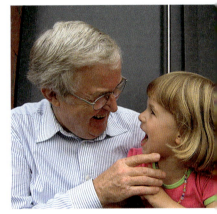

Ausreichend Bewegung sollte in Form von Sportarten oder auch Krankengymnastik, Sprachübungen, oder Ergotherapie erfolgen, dies jedoch auch angepasst an die Symptome des Patienten. Nicht jeder Patient benötigt eine krankengymnastische Übungsbehandlung, manchmal ist eine Sportart ebenso empfehlenswert, jedoch sollte jeder Patient eine medikamentöse Therapie erhalten.

## Medikamentöse Behandlung

Im Verlauf der Erkrankung ist es je nach Stadium erforderlich, die Wirkung der Medikamente und den Therapieplan zu überprüfen und gegebenenfalls die Medikamente neu zu dosieren. Diese Neueinstellungen sind entscheidend für den Krankheitsverlauf und die zukünftige Lebensqualität des Patienten. Sie sollten von einem Neurologen durchgeführt werden.

## Die medikamentöse Behandlung zu Beginn der Erkrankung

Zu Beginn der Behandlung sollten sich Arzt und Patient ausreichend Zeit nehmen, um für die medikamentösen Therapiestrategien ein gemeinsames Konzept zu erarbeiten. Dabei sollte der behandelnde Arzt dem Patient, wenn möglich, erklären, warum welches Medikament gerade jetzt eingesetzt wird. Es ist hierbei besonders darauf zu achten, dem Patienten mitzuteilen, dass sämtliche Medikamente fast ausschließlich der Erleichterung der Beschwerden dienen, jedoch nicht das Fortschreiten der Erkrankung beeinflussen können.

Nach dem bisherigen Kenntnisstand war es zum Beispiel bei geringen Beschwerden bisher gar nicht unbedingt erforderlich, sofort eine medikamentöse Behandlung zu beginnen. Erst seit Kurzem wissen wir jedoch, dass einige Medikamente möglicherweise zu einem günstigeren Verlauf der Parkinson-Erkrankung über Jahre führen. Eventuell ist auch ein früher Behandlungsbeginn generell günstiger als zu lange zu warten. Hier hat sich in den letzten Jahren die Lehrmeinung geändert. Manche Patienten stehen der Einnahme von Medikamenten jedoch skeptisch gegenüber und möchten sich auf krankengymnastische Behandlungen und Übungen konzentrieren, bevor sie eine medikamentöse Therapie beginnen. Auch diese Patienten sollte man darüber aufklären, dass sie möglicherweise etwas versäumen, wenn sie abwarten, bis eine deutliche Behinderung ihrer Beweglichkeit auftritt, da sie dies vielleicht nicht mehr „aufholen" können. Während für ein

Medikament einer Substanzgruppe (die MAO-B-Hemmer), das Rasagilin, zumindest in einer Studie erstmals eine den Krankheitsverlauf modifizierende Wirkung gezeigt wurde, müssen weitere Studien dies noch bestätigen. Möglicherweise wird es aber auch in Zukunft ganz andere Therapien geben, z. B. in Form von Eiweißstoffen, die bereits früh in den Verlauf der Parkinson-Erkrankung eingreifen. Studien sind bisher zu Co-Enzym-Q10, Nikotin und ähnlichen Substanzen durchgeführt werden, die Ergebnisse sind noch nicht endgültig bekannt oder widersprüchlich.

> **Stufen der medikamentösen Therapie**
> 
> - Diagnosestellung und medikamentöse Ersteinstellung: möglichst bald nach Krankheitsbeginn
> - erstes Nachlassen der Medikamentenwirkung oft nach ein bis vier Jahren
> - deutliches Nachlassen der Medikamentenwirkung, Auftreten von Fluktuationen (Phasen von Unbeweglichkeit und/oder unkontrollierbaren Bewegungen): nach fünf bis zehn Jahren
> - Auftreten von psychischen Störungen und/oder Funktionsstörungen des vegetativen Nervensystems: weitgehend unabhängig von Krankheitsdauer

## Wann sollte insbesondere schnell behandelt werden?

Wenn Unbeweglichkeit, Schmerzen oder auch depressive Verstimmungen die Lebensqualität des Patienten deutlich beeinträchtigen, sollte unbedingt rasch mit einer medikamentösen Behandlung begonnen werden. Ein „Sparen der Medikamente" ist hier nicht sinnvoll, sondern kann zu einer weiteren Verschlechterung der Lebensqualität oder auch zunehmender Behinderung führen. Wichtig ist ebenfalls, dass die Arbeitsfähigkeit junger Patienten erhalten bleibt. Hier ist es von besonderer Bedeutung, dass eine

## Die Behandlungsmöglichkeiten

medikamentöse Therapie soweit ausreichend verabreicht wird, dass sowohl die Lebensqualität, das Agieren des Patienten in seinem sozialen Umfeld und seine Arbeitsfähigkeit erhalten bleiben. Wenn hier zu sehr mit Medikamenten „gespart" wird, wird ein junger Patient bereits zu früh berentet, da er eine zu große Kraftanstrengung aufwenden müsste, um seinen Beruf auszuüben. Hier kann oft durch „Sparen" der Medikamente mehr Frustration ausgelöst werden als umgekehrt. Wichtig ist jedoch immer, den Patienten individuell zu beraten.

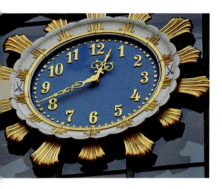

Die unterschiedlichen Ziele der Behandlung haben einen Einfluss auf die Wahl und die Kombination der Medikamente. Bei Behandlungsbeginn wird unterschieden, ob ein Patient jünger als 65–70 Jahre oder älter als 70 Jahre ist. Dabei fällt allerdings das sogenannte „biologische" Alter zunehmend stärker ins Gewicht, mehr als das Alter nach Geburtsdatum. Insbesondere sind aber auch die Begleiterkrankungen des Patienten wichtig. Einige Patienten weisen bereits in jüngeren Jahren Begleiterkrankungen wie eine Zuckerkrankheit, einen hohen Blutdruck oder ausgeprägte orthopädische Beschwerden auf. Hier wird man versuchen, durch eine möglichst einfache Therapie, d. h. weniger Kombinationstherapie, auf die internistischen Erkrankungen Rücksicht zu nehmen. Beim jüngeren, gesunden Patienten ohne viele Begleiterkrankungen wird man eher versuchen, z. B. Dopamin-Agonisten anstatt L-Dopa frühzeitig zu verabreichen und eher eine Kombinationstherapie anstreben. Der Grund liegt darin, dass durch die alleinige Gabe von L-Dopa nach einigen Jahren Wirkungsschwankungen (Wirkfluktuationen, Wechsel von Phasen mit gestörter oder schlechter Beweglichkeit und guter bis optimaler Beweglichkeit, On-off-Phänomene) auftreten können. Diese sind jedoch nicht allein durch die Gabe von L-Dopa bedingt, sondern durch das Fortschreiten der Erkrankung und die Überempfindlichkeiten der Bindungsstellen im Gehirn für L-Dopa.

Es ist jedoch nicht richtig, dass die Wirksamkeit von L-Dopa nach einigen Jahren nachlässt oder ganz aufhört. Ganz im Gegenteil: Je empfindlicher die Bindungsstellen für L-Dopa sind, desto geringere Dosierungen reichen oft aus, um z. B. nach einer 20-jährigen Dauer der Parkinson-Erkrankung bereits eine vermehrte Beweglichkeit, die sogenannte Überbeweglichkeit, zu erreichen. Die Wirksamkeit von Dopamin bleibt ein Leben lang erhalten, nur die Nebenwirkungen können im Laufe der Jahre zunehmen. Langzeitstudien haben gezeigt, dass letztendlich die Dauer der Erkrankung und das Alter der Patienten eine viel wichtigere Rolle spielen als die Medikamente, mit denen sie im Laufe der Jahre behandelt worden sind. Entscheidend während der Behandlungsdauer ist jedoch die Lebensqualität des Patienten.

Gerade bei jüngeren Patienten wird man versuchen, die Nebenwirkungen des L-Dopa hinauszuzögern und möglichst früh eine Kombinationstherapie anzustreben. Diese kann zusätzlich mit MAO-B-Hemmern, Dopamin-Agonisten oder Amantadin oder einer Kombination aus allen erfolgen. Hierbei wird je nach Verträglichkeit entschieden werden. Eine neue Studie aus England hat gezeigt, dass mit L-Dopa als Therapiebeginn auch nach sieben Jahren eine bessere Lebensqualität erreicht werden kann als durch Therapiebeginn mit Dopamin-Agonisten. Die langfristigen Nebenwirkungen, Dyskinesien, waren dabei kaum unterschiedlich. Letztlich wird immer auch die Erfahrung des Arztes mit den Medikamenten, die er verschreibt, eine bedeutende Rolle in der individuellen Behandlung spielen. Ganz besonders wichtig ist es, dass der Patient seine Nebenwirkungen, die er zu Beginn der Behandlung verspürt, mitteilt.

## Welche Medikamente?

Für die Behandlung der Parkinson-Krankheit stehen zahlreiche wirksame Medikamente zur Verfügung, die im Folgenden kurz vorgestellt werden. ▶ Abbildung 6 zeigt schematisch die Wirkungsweise der wichtigsten Medikamentengruppen. Nach dem augenblicklichen Kenntnisstand bewirken sämtliche Medikamente nur eine Linderung der Symptome und Beschwerden. Die Krankheit kann mit den beschriebenen Medikamenten nicht ge-

## Die Behandlungsmöglichkeiten

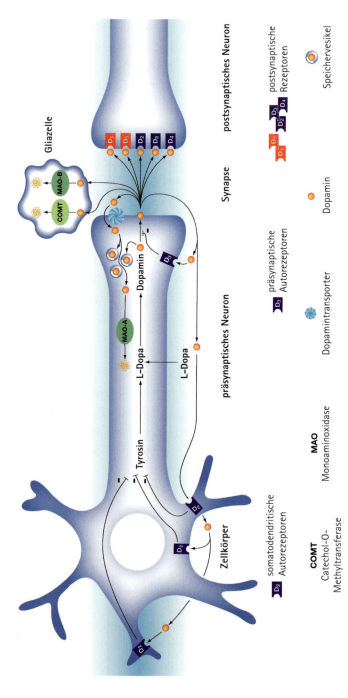

heilt werden. Es ist jedoch zu erkennen, dass erste Studien mit Medikamenten, die den Verlauf der Erkrankung beeinflussen oder auch auf eine Heilung der Erkrankung abzielen, bereits beginnen. So können wir in den nächsten Jahren vielleicht mit einer anderen Art von Behandlung der Parkinson-Erkrankung rechnen.

## L-Dopa-Medikamente

Da bei einem Parkinson-Patienten die dopaminproduzierenden Nervenzellen immer mehr abnehmen, steht der Botenstoff Dopamin nicht mehr in ausreichender Menge zur Verfügung. Es ist jedoch wichtig zu wissen, dass die Parkinson-Erkrankung nicht ausschließlich aus dem Fehlen von Dopamin resultiert. Der Untergang zahlreicher Nervenzellen auch außerhalb dopaminhaltiger Nervenzellen im Laufe der Erkrankung führt eben zu jenen Symptomen, die oft nicht durch eine Dopamin-Therapie zu bessern sind, z. B. Gleichgewichtsstörungen, Denk- und Gedächtnisstörungen oder Schlafstörungen.

### L-Dopa (Levodopa)

Eine chemische Vorstufe von Dopamin ist das Medikament L-Dopa, das im Gehirn wirksam ist. L-Dopa gibt es in Form von Tabletten oder Kapseln. Es wird im Gehirn zu Dopamin umgewandelt und kann dann erst wirken. Durch die Einnahme von L-Dopa kann ein Großteil der Symptome der

◄ **Abb. 6** Funktionsweise und Ort der wichtigsten Medikamentengruppen bei der Parkinson-Krankheit. In der dopaminhaltigen Nervenzelle (präsynaptisches Neuron) wird aus Tyrosin zuerst L-Dopa und dann Dopamin hergestellt. Das von außen zugeführte L-Dopa wird dort ebenfalls zu Dopamin umgewandelt und in Vesikeln (Bläschen) gespeichert. Es gelangt über die Synapse (Spalt zwischen zwei Nervenzellen) an verschiedene Dopamin-Rezeptoren (= Bindungsstellen; D1–D4) des postsynaptischen Neurons. Auf dem Weg dorthin kann es von Enzymen (chemischen Stoffen) wieder abgebaut werden. Diese Abbauenzyme können durch Medikamente blockiert werden: diese sind MAO-B-Hemmstoffe (Selegilin, Rasagilin) oder COMT-Hemmstoffe (Entacapone, Tolcapone). Damit entsteht indirekt eine verlängerte und verbesserte Wirkung von Dopamin.

Parkinson-Erkrankung wieder ausgeglichen werden. Eine deutliche Besserung durch diese Behandlung besteht bei den Symptomen Unbeweglichkeit, Steifheit, Zittern, nächtliche Steifheit, depressive Verstimmung, durch Steifheit bedingte Schmerzen und verlangsamtes Gehen. L-Dopa wirkt meist sehr schnell, d. h. ca. 20–30 Minuten nach Einnahme. Die lösliche Form des L-Dopa, Kautabletten oder in Wasser lösliche L-Dopa-Tabletten, wirken oft noch schneller. Das Medikament kann jedoch bei einigen Patienten auch unerwünschte Begleiterscheinungen auslösen. Diese sind zu Beginn der Therapie oft Übelkeit, Verstopfung und ein leichtes Schwindelgefühl bei höherer Dosierung. Bei manchen Patienten kann es auch zu Müdigkeit führen. Diese Nebenwirkungen können meist durch eine schrittweise Anpassung der Dosis vermieden werden.

Nach mehreren Jahren der Behandlung mit L-Dopa kann es zu sogenannten „Spätkomplikationen" kommen. Diese bestehen darin, dass die Bindungsstellen für Dopamin im Laufe der Jahre immer empfindlicher werden und bereits geringe Dosierungen von L-Dopa zu ausgeprägten Wirkungen führen. Gleichzeitig nimmt die Speicherfähigkeit des Gehirns für L-Dopa ab, sodass der Blutspiegel des Medikaments, der durch die Tabletteneinnahme jeweils schwankt, auch gleichzeitig den im Gehirn wirksamen Spiegel von L-Dopa darstellt. Durch diese Schwankungen und durch die Empfindlichkeit der Dopamin-Bindungsstellen kommt es zum sogenannten „Auf und Ab" oder den „On-off"-Schwankungen (Fluktuationen). Dies bedeutet, dass ein Patient für ein bis zwei Stunden sehr gut beweglich ist, aber auch bei voller Wirksamkeit des Medikaments unwillkürliche, sogenannte Überbewegungen (Dyskinesien) aufweisen kann. Dann kann er wieder in eine plötzliche Unbeweglichkeit und Starre verfallen. Diese Schwankungen können mehrfach am Tag auftreten und sind abhängig von der Tabletteneinnahme. Sie können die Lebensqualität des Patienten deutlich beeinträchtigen.

Es ist jedoch falsch anzunehmen, dass L-Dopa nach einigen Jahren unwirksam ist. Falls eine klassische Parkinson-Erkrankung vorliegt, bewirkt L-Dopa immer eine Zunahme der Beweglichkeit, wenn es in der richtigen Dosis verabreicht wird. Im fortgeschrittenen Stadium der Erkrankung gilt bei manchen Patienten, dass die L-Dopa-Dosis auf viele kleine Dosierungen reduziert werden muss, da eine hohe Empfindlichkeit für L-Dopa besteht.

Um derartige Spätkomplikationen so weit wie möglich hinauszuzögern und so gering wie möglich zu halten, sollte L-Dopa gerade zu Beginn der Erkrankung niedrig dosiert werden. Es darf aber keinesfalls die Situation entstehen, dass ein Patient über lange Zeit unbeweglich und eingeschränkt ist, nur um L-Dopa zu „sparen". Eine verminderte Beweglichkeit kann oft nicht mehr aufgeholt werden, wenn sie bereits zu Steifheiten im Bereich der Wirbelsäule oder der Feinmotorik geführt hat.

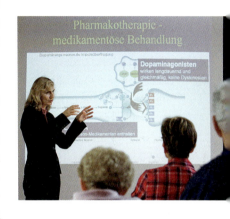

Es ist noch wichtig zu wissen, dass L-Dopa ausschließlich eine halbe Stunde vor den Mahlzeiten oder eine Stunde nach den Mahlzeiten eingenommen werden sollte. Die Aufnahme von L-Dopa aus dem Darm konkurriert mit der Aufnahme von eiweißhaltigen Nahrungsmitteln, sodass es sehr ungünstig ist, L-Dopa zusammen mit dem Essen einzunehmen, da dann die Aufnahme des Medikaments in das Blut behindert wird.

## Dopamin-Agonisten

Dopamin-Agonisten werden in Ergot-Dopamin-Agonisten und Non-Ergot-Dopamin-Agonisten eingeteilt. Dies sind chemische Gruppen, die mit der Struktur der Medikamente in Zusammenhang stehen. Zu den Ergot-Dopamin-Agonisten gehören Bromocriptin, Cabergolin, Pergolid, Dihydroergocryptin und Lisurid. Vertreter der Non-Ergot-Dopamin-Agonisten sind Pramipexol, Ropinirol, Rotigotin-Pflaster und Piripedil. Apomorphin steht zur subkutanen (unter die Haut) Injektion zur Verfügung und ist kein Ergot-Präparat. Diese Einteilung in Ergot- und Nicht-Ergot-Agonisten ist deshalb wichtig, weil in den letzten Jahren gezeigt wurde, dass die Ergot-Dopamin-Agonisten zu vermehrten Verdickungen der Herzklappen (Herzklappenfibrosen) führen können. Es wird empfohlen, möglichst ausschließlich Non-Ergot-Dopamin-Agonisten einzusetzten.

Dopamin-Agonisten sind Medikamente, die ähnlich wie der Botenstoff Dopamin wirken und sich im Gehirn an die Bindungsstellen des Dopamins anlagern. Sie sind ähnlich gut wirksam wie L-Dopa, haben jedoch auch noch andere Aufgaben. Sie können ebenfalls in Tablettenform verabreicht werden. Dopamin-Agonisten können jedoch L-Dopa nicht bei allen Patienten vollständig ersetzen. Zu Beginn der Einnahme können ähnlich wie bei der Gabe von L-Dopa Übelkeit, manchmal auch Kreislaufstörungen mit niedrigem Blutdruck und Verdauungsstörungen auftreten. Diese Nebenwirkungen sind meistens ausgeprägter als bei Einnahme von L-Dopa, deshalb muss die Einnahme vorsichtig und in niedriger Dosierung begonnen werden. Dadurch können die Nebenwirkungen meistens vermieden werden. Falls sie trotzdem auftreten, kann zusätzlich eine Substanz wie Domperidon verabreicht werden, um sie zu unterdrücken. Das weit verbreitete Metoclopramid darf bei Parkinson gegen Übelkeit nicht gegeben werden.

Dopamin-Agonisten bewirken ebenfalls wie L-Dopa eine Verbesserung der Beweglichkeit, des Rigors, des Gangbilds und des Tremors. Auch die Stimmung bessert sich häufig unter Dopamin-Agonisten deutlich. Spätkomplikationen wie Wirkungsschwankungen treten im Vergleich zu L-Dopa etwas seltener oder später auf. Dopamin-Agonisten wirken längerdauernd, d. h. bei den neueren Dopamin-Agonisten – Retardpräparaten – ist es sogar möglich, nur einmal am Tag eine Tablette einzunehmen, die dann für 24 Stunden wirkt. Die gleichmäßige und lange Wirkdauer scheint besonders vorteilhaft zu sein.

In letzter Zeit wurde einer speziellen Nebenwirkung von Dopamin-Agonisten mehr Bedeutung zugemessen und diese besser erkannt: Es können unter Dopamin-Agonisten-Therapie ein gesteigertes Sexualbedürfnis, ein vermehrter Spieltrieb, aber auch eine Kaufsucht oder ein gesteigertes Essbedürfnis auftreten. Viele Patienten, die diese Nebenwirkung bemerken, zeigten schon vor Beginn der Therapie manchmal ähnliche Symptome. Es ist wichtig, die Patienten und ihre Angehörigen vor Beginn einer Therapie auf das mögliche Auftreten dieser Nebenwirkung hinzuweisen. Falls erste Anzeichen dieser Eigenschaften bemerkt werden, sollte umgehend der Arzt verständigt werden.

Insgesamt gilt, dass Dopamin-Agonisten überwiegend in der Therapie jüngerer Parkinson-Patienten, d. h. unter 65 oder 70 Jahren, eingesetzt werden, während L-Dopa vermehrt bei älteren Parkinson-Patienten oder bei denjenigen mit internistischen Begleiterkrankungen verwendet wird. Eine individuelle Entscheidung, wie viel L-Dopa und wie viel Dopamin-Agonist ein Patient benötigt, ist jedoch unbedingt erforderlich, um ein optimales Therapieergebnis zu erzielen und das Auftreten von Trugwahrnehmungen (Halluzinationen) zu vermeiden.

## Amantadin

Die Wirkweise von Amantadin konnte bis heute noch nicht vollständig geklärt werden. Es beeinflusst über das sogenannte Glutamatsystem als NMDA-Rezeptor-Antagonist das Zusammenwirken von Dopamin und weiteren Nervenüberträgerstoffen (Neurotransmitter) in der Feinsteuerung der Bewegung.

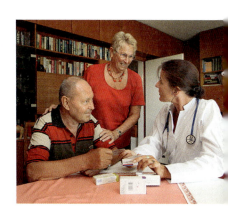

Amantadin eignet sich zwar grundsätzlich für die Behandlung der Hauptsymptome von Parkinson, aber die Wirkung ist schwächer als die von L-Dopa oder von Dopamin-Agonisten. Bei einigen Patienten kann jedoch durch Amantadin eine deutliche Verbesserung der Beweglichkeit, insbesondere der Akinese, erreicht werden. Amantadin wird manchmal in der Frühphase der Behandlung eingesetzt, um L-Dopa zu sparen. Durch Studien ist jedoch auch belegt, dass ein günstiger Effekt im Ausgleich der sogenannten Wirkungsfluktuationen im fortgeschrittenen Stadium der Erkrankung besteht. Durch die Gabe von Amantadin können ebenfalls Nebenwirkungen auftreten. Dazu gehören Störungen beim Wasserlassen, evtl. Wassereinlagerungen (Ödeme) in den Beinen, aber auch Halluzinationen oder Verwirrtheit. Gelegentlich kann es zu einer blau-rötlichen Hautverfärbung (Marmormuster) kommen, die jedoch harmlos ist. Amantadin kann in Tablettenform gegeben werden, steht aber auch für Notfälle bei schwerer Unbeweglichkeit (akinetischer Krise) in Form einer Infusion zu Verfügung. Das EKG muss unter Amantadin regelmäßig kontrolliert werden (QT-Zeit).

## Budipin

Budipin wirkt ebenfalls über die Hemmung des Botenstoffs Glutamat. Es wirkt ähnlich wie Amantadin und Anticholinergika. Es wird deshalb hauptsächlich bei schwer zu behandelndem Ruhezittern eingesetzt. Die Nebenwirkungen entsprechen meist denen der Anticholinergika, sind aber oft geringer ausgeprägt. Auch hier kann es zu Blasenstörungen, Verwirrtheit und Halluzinationen kommen. Ein Hauptproblem beim Einsatz von Budipin ist die Verlängerung der sogenannten QT-Zeit im EKG, einem Parameter, der nur durch EKG-Kontrollen festgestellt werden kann. Falls eine derartige Verlängerung auftritt, muss Budipin reduziert oder abgesetzt werden. Es ist deshalb bei der Einnahme von Budipin verpflichtend, regelmäßige EKG-Kontrollen durchzuführen.

## MAO-B-Hemmer

Als MAO-B-Hemmer werden Selegilin und Rasagilin bezeichnet, sie hemmen den Abbau von Dopamin durch ein Enzym namens Monoaminoxidase-B (MAO-B). Dadurch wird zum einen die Wirkung von L-Dopa gering verstärkt, zum andern kann auch ohne gleichzeitige L-Dopa-Einnahme oft schon eine leichte Besserung der Beschwerden erreicht werden. MAO-B-Hemmer verbessern in Kombination mit L-Dopa fast alle Hauptsymptome der Parkinson-Erkrankung und werden meistens von den Patienten gut vertragen. Nebenwirkungen wie leichte Übererregbarkeit, oder Schlafstörungen treten nur in Ausnahmefällen auf. In seltenen Fällen kann es aber auch hier zur Verwirrtheit und Unruhezuständen kommen.

In einer großen Studie wurde erstmals gezeigt, dass durch die Behandlung mit Rasagilin eine Verbesserung des Verlaufs der Parkinson-Erkrankung innerhalb von zwei Jahren erreicht werden konnte. Diese sogenannte „krankheitsmodifizierende Wirkung" ist besonders für jüngere Patienten und am Anfang der Behandlung wichtig. In früheren Studien mit Selegilin konnte dies in Untersuchungen bei Parkinson-Patienten nicht in gleicher Weise bestätigt werden. Rasagilin und Selegilin haben eine sehr lange Wirkdauer und müssen nur einmal pro Tag verabreicht werden.

## COMT-Hemmer

COMT-Hemmer wirken ähnlich wie MAO-B-Hemmer, und zwar durch die Hemmung eines Enzyms, das im Körper L-Dopa und Dopamin abbaut. Dieses Enzym heißt Catechol-O-Methyl-Transferase (COMT). Wird dieses Enzym gehemmt und dadurch weniger L-Dopa im Körper abgebaut, gelangt mehr L-Dopa ins Gehirn und kann dort länger und in teilweise höherer Konzentration wirken. COMT-Hemmer führen zu einer bis zu 30 % verstärkten Wirkung des verabreichten L-Dopa und werden vor allem bei Patienten mit Wirkungsschwankungen eingesetzt. Die meisten Patienten vertragen die Substanzen gut. Es gibt zwei unterschiedliche Präparate: Entacapon wirkt nur im Blut außerhalb des Gehirns, Tolcapon wirkt sowohl im Blut als auch im Gehirn und hat damit auch eine zentralnervöse Wirkung. Vereinzelt kann durch die Gabe von COMT-Hemmern ein ausgeprägter Durchfall auftreten. Dies wird als immunologisch allergische Reaktion interpretiert, das Präparat muss dann abgesetzt werden.

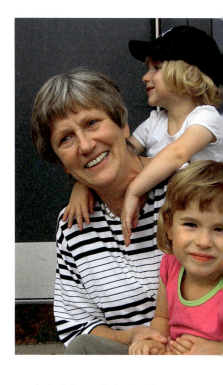

Wegen der Unverträglichkeit von Tolcapon bei einigen Patienten bezüglich des Leberstoffwechsels muss bei Einnahme dieses Präparat eine regelmäßige Kontrolle der Leberwerte erfolgen. Es wird daher erst dann eingesetzt, wenn Entacapon nicht vertragen wird oder nicht ausreichend wirksam ist.

COMT-Hemmer müssen immer zusammen mit L-Dopa verabreicht werden, eine alleinige Einnahme nur von COMT-Hemmern führt zu keiner Wirkung bei der Parkinson-Erkrankung. Eine Therapie mit COMT-Hemmern in der Frühphase der Erkrankung ist nicht sinnvoll.

## Anticholinergika

Anticholinergika wirken positiv auf das Gleichgewicht der Botenstoffe ein und gehören zu den ältesten wirksamen Medikamenten in der Behandlung von Parkinson. Anticholinergika werden heutzutage – wenn überhaupt – nur noch zur Behandlung eines ausgeprägten Ruhezitterns (Tremor) eingesetzt. Bei manchen Patienten ist ein einseitiger Tremor das Hauptsymptom der Erkrankung und kann durch andere Medikamente oft nur unzureichend behandelt werden. Obwohl Anticholinergika auch die anderen Symptome der Parkinson-Erkrankung verbessern können, sollten sie dafür nicht mehr eingesetzt werden. Anticholinergika können Mundtrockenheit, Verdauungsbeschwerden, aber insbesondere auch Einschränkungen des Denkens und Gedächtnisses sowie Störungen beim Wasserlassen verursachen. Bei älteren Patienten kann es deshalb zur Verwirrtheit, Trugbildern (Halluzinationen) oder Gedächtnisstörungen kommen. Anticholinergika sollten deshalb nur in geringen Dosierungen und bei jüngeren Patienten gegeben werden, jedoch nur in Ausnahmefällen bei den über 65-Jährigen. Anticholinergika können in Tablettenform verabreicht werden, einzelne Präparate stehen auch als Retardform mit einer einmaligen Einnahme am Tag zur Verfügung.

## Die Parkinson-Therapie im Spätstadium – das Problem der Wirkfluktuationen

Parkinson-Patienten, die mehrere Jahre an der Erkrankung leiden und mit L-Dopa behandelt worden sind, leiden häufig unter Wirkfluktuationen. Darunter versteht man, dass sich Phasen von Unbeweglichkeit oder Zittern mit Phasen von Überbeweglichkeit mehrfach während des Tages abwechseln. Dies kann sehr abrupt geschehen. Innerhalb von wenigen Minuten kann ein heftiges Zittern plötzlich aufhören und eine gute Beweglichkeit eintreten, die wiederum wenige Minuten später zu Überbewegungen (Dyskinesien) führt. Überbewegungen sind unwillkürliche Bewegungen meistens der Extremitäten oder des Kopfes, die vom Patienten nicht beeinflusst werden können. Manche Patienten bevorzugen den Zustand der Überbeweglichkeit, da sie sich dann wohler fühlen als im Zustand der Unbeweglichkeit oder Steifheit. Durch diesen häufigen unberechenbaren Wechsel können Patienten in ihrer Lebensqualität eingeschränkt sein.

Diese Phasen von guter Beweglichkeit und Unbeweglichkeit sind von der Medikamenteneinnahme abhängig.

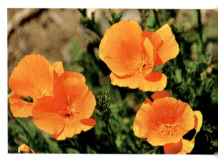

Die Einnahme von L-Dopa ermöglicht meist in etwa 20 bis 30 Minuten ein rasches Ende einer Unbeweglichkeitsphase, beim Eintreten der vollen Wirkung von L-Dopa kommt es dann auch häufig zu einer Überbeweglichkeit.

Es gibt unterschiedliche Arten von Unbeweglichkeitszuständen (auch Off-Zustände genannt), die zudem mit Schmerzen und Verkrampfungen meistens im Zehen- oder allgemein im Fußbereich verbunden sein können. Off-Dystonien im Zehenbereich sind häufig das erste Anzeichen, dass ein Patient unter Wirkfluktuationen leidet. Als Ursache für Wirkfluktuationen werden zweierlei Phänomene angenommen:

1. Die Speicherfähigkeit der Gehirnzellen für L-Dopa nimmt im Lauf der Erkrankung ab. Deshalb genügt es, zu Beginn der Erkrankung L-Dopa nur ein- oder zweimal pro Tag zu verabreichen. L-Dopa wird dann je nach Bedarf aus dem Speicher freigegeben und an die entsprechenden Nervenzellen weitergeleitet. Im fortgeschrittenen Stadium ist diese Speicherkapazität nicht mehr vorhanden, sodass das L-Dopa, das als Tablette zugeführt wird, über das Blut ins Gehirn gelangt und dort einmal in hoher Dosierung, ein andermal in niedriger Dosierung vorhanden ist. Eine ganz gleichmäßige Aufnahme ist auch mit Retardtabletten leider noch nicht möglich.
2. Es wird vermutet, dass die Bindungsstellen im Gehirn, die Dopamin-Rezeptoren, an denen L-Dopa seine Wirkung entfaltet, durch eine langjährige Einnahme von L-Dopa überempfindlich geworden sind. Sie reagieren deshalb schon auf geringe Konzentrationsänderungen von L-Dopa zum Beispiel überschießend mit Überbewegungen.

## Behandlung von Wirkfluktuationen

Falls bereits Wirkfluktuationen aufgetreten sind, sollte L-Dopa möglichst in geringer Dosierung und in kurzen zwei- bis dreistündigen Einnahmeabständen verabreicht werden. Es empfiehlt sich eine Kombinationstherapie mit einer zusätzlichen Einnahme anderer Dopamin-Agonisten, Amantadin und/oder COMT-Hemmer.

### Therapie mit Apomorphin-Pumpe

Die Verabreichung von Apomorphin, einem seit vielen Jahren bekannten Dopamin-Agonisten, mit einer kleinen Kanüle unter die Haut ermöglicht viel gleichmäßigere Blutspiegel als die Tablettengabe. Dadurch wird eine Annäherung an die Verhältnisse beim Gesunden erreicht, wo Dopamin in nahezu konstanter Weise bzw. angepasst an den körpereigenen Bedarf im Gehirn wirkt. Apomorphin wird entweder als Einzelinjektion bei Bedarf bis zu 4–5-mal pro Tag oder kontinuierlich mittels einer kleinen Pumpe gegeben, die tagsüber am Gürtel getragen werden kann. Nachts erfolgt meist eine Behandlung mit einem L-Dopa-retard-Präparat und die Pumpe wird abgenommen. Die Einstichstelle auf der Haut wird jeden Tag gewechselt.

Zahlreiche Beobachtungen in Studien und in der praktischen Anwendung haben gezeigt, dass dadurch nicht nur die unangenehmen Off-Zustände wesentlich verbessert werden können, sondern dass bei langfristiger Anwendung und Reduktion der Menge von Levodopa auch Dyskinesien oft deutlich gemildert werden.

Nebenwirkungen können sein:
- Es können Übelkeit, Magen-Darm-Störungen und, wie bei allen anderen Parkinson-Medikamenten auch, Halluzinationen auftreten.
- Hautveränderungen (Knötchenbildung am Infusionsort) kommen öfters vor. Sie können durch entsprechende Maßnahmen aber meist gut unter Kontrolle gehalten werden. Es kann aber auch möglich sein, dass durch eine vermehrte Knötchenbildung die Therapie mit der Apomorphin-Pumpe beendet werden muss.

Unter der Pumpentherapie sind mehrmals jährlich Blutbildkontrollen notwendig, um einen (sehr selten vorkommenden) Abfall der roten Blutkörperchen (Hämolyse) rechtzeitig zu entdecken.

Eine kontinuierliche Überwachung der Therapie durch einen geschulten Neurologen ist unbedingt erforderlich.

### Therapie mit Duodopa-Pumpe

Zur Behandlung mit Duodopa wird während einer Magenspiegelung eine sogenannte PEG gelegt, d. h. eine Sonde, die durch den Magen bis zum Dünndarm (Jejunum) vorgeschoben wird. Diese Sonde wird durch einen dünnen Nasenschlauch, ähnlich wie es nach Operationen geschieht, probeweise an die Pumpe angeschlossen. Erst nach einigen Tagen wird sie in einem zweiten Schritt in ihre endgültige Lage gebracht. Dann kommt nicht mehr der Nasenschlauch zum Einsatz, sondern die Sonde wird durch eine kleine Öffnung in der Bauchwand direkt durch die Haut eingeführt. Dort wird sie mittels einer kleinen Halteplatte befestigt.

Im Duodopa-Gel, das durch die Pumpe gleichmäßig in den Dünndarm verabreicht wird, ist Levodopa enthalten. Die Duodopa-Pumpe wird meist 12–16 Stunden am Tag verwendet, in seltenen Fällen auch 24 Stunden. Durch die Therapie mit der Duodopa-Pumpe können wesentlich gleichmäßigere Dopamin-Spiegel im Blut bzw. Gehirn erreicht werden und damit Wirkfluktuationen ausgeglichen werden.

Die Nebenwirkungen von Duodopa entsprechen denen der Levodopa-Tabletten mit leichter Übelkeit und selten Appetitverlust. Es ist erforderlich, dass Ihr Arzt regelmäßig die Vitamine (Vitamin $B_{12}$, Vitamin $B_6$, Folsäure)

## Die Behandlungsmöglichkeiten

kontrolliert, da durch die kontinuierliche Anwendung von Duodopa Aufnahmestörungen dieser Vitamine aus der Nahrung auftreten können. Dies kann zu Störungen der kleinen Nerven, sogenannten Polyneuropathien, führen.

Technische Schwierigkeiten mit der Pumpe oder der Sonde können auftreten. Diese sind ein „Verstopfen" der Sonde, Abgang der Sonde durch den Magen-Darm-Trakt oder auch Entzündungen an der Eintrittspforte durch die Haut. Die Duodopa-Sonde kann gegebenenfalls mit einer Ernährungssonde im Magen kombiniert werden, wenn bei Patienten Schluckstörungen behandelt werden sollen.

# Operative Therapie der Parkinson-Krankheit mit der Tiefen Hirnstimulation (THS)

## Die Methode

Die Tiefe Hirnstimulation ist inzwischen eine klinisch anerkannte und zugelassene Methode zur Behandlung der Parkinson-Erkrankung. Seit Langem kennt man die Gebiete des Gehirns, die durch ein Eingreifen von außen zu einer Besserung der Parkinson-Krankheit führen. In den Anfängen der operativen Behandlung hat man kleinste Verödungen (Läsionen) in diesen Hirngebieten gesetzt und damit vor allem eine deutliche Besserung des Zitterns erreicht. Seit den 1980er-Jahren werden Operationen durchgeführt, bei denen Elektroden (dünne Kabel) an diesen Orten eingesetzt werden, die dann mit einem Hirnschrittmacher verbunden werden und somit diese Hirngebiete „stimulieren".

Bei der Tiefen Hirnstimulation (THS) werden in einer mehrstündigen Operation dünne Kabel mit Elektroden, durch die später Strom fließt, durch ein feines Bohrloch durch die Schädeldecke ins Gehirn gepflanzt. Da pro Seite nur ein einziges Bohrloch erfolgt, muss vorher in sorgfältiger Untersuchung mit Bildgebung, heutzutage meist genau gesteuerter Kernspintomografie und Computertomografie, festgelegt werden, wo genau die Elektrode eingesetzt werden soll. Dabei ist Millimeter-Genauigkeit erforderlich. Mit dem sogenannten „stereotaktischen Rahmen", d. h. einem Gerät, das die Zuordnung des Zielpunktes der Elektrode während der Operation zu dem vorher in der Bildgebung bestimmten Zielpunkt erlaubt, kann beim Patienten eine genaue Bestimmung des bestmöglichen Einsatzes der Elektrode erfolgen. Üblicherweise ist der Patient während der Operation wach und seine typischen Parkinson-Symptome werden von einem Neurologen überprüft. Das Gehirn ist schmerzlos, deshalb ist eine Operation beim wachen Patienten möglich. Die Kooperation des Patienten während der Operation ist eine wichtige Voraussetzung für den Erfolg und bedingt eine genaue Vorbereitung und Aufklärung des Patienten, womit er während der Operation zu rechnen hat. Wichtig ist, dass der Arzt den Patienten und seine Symptome kennt, um genau zu wissen, welche Symptome bei ihm typischerweise auftreten. Das Zittern z. B. kann sich bereits während der Operation sofort verbessern, wenn die Elektrode im richtigen Zielpunkt liegt.

Die Elektroden werden üblicherweise auf beiden Seiten des Gehirns eingesetzt, nur dann ist die volle Wirksamkeit erreicht. Wenn die Elektroden an den richtigen Stellen platziert sind, werden die Kabel unter der Kopfhaut entlang bis in die Schultergrube unter dem Schlüsselbein gelegt. Dieser Teil der Operation erfolgt in kurzer Narkose. Dort werden die Kabel mit einem Stimulator – einem kleinen Metallgerät ähnlich einem Herzschrittmacher – verbunden. Dieser wird unter die Haut gesetzt und kann von außen über ein Steuergerät problemlos programmiert werden.

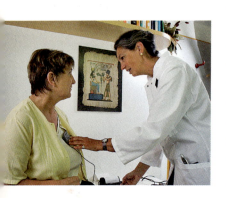

Einige Tage nach der Operation werden dann erstmals Stromimpulse gegeben und der Schrittmacher dadurch „angeschaltet". Auch hierbei ist es wichtig, die individuellen Symptome des Patienten zu kennen, um die richtige Einstellung des Schrittmachers zu finden. Im Laufe der nächsten Wochen und Monate sollten weitere Kontrollen erfolgen, um die Optimierung des Schrittmachers und damit den ganzen Erfolg der Operation für den Patienten zu erzielen oder auch eventuelle Nebenwirkungen zu erkennen. Der Heilungserfolg an der Operationsnarbe sollte genau überwacht werden, um Entzündungen oder Heilungsprobleme möglichst rasch zu erkennen und einzugreifen.

Der Ort der Stimulation im Gehirn ist meistens der Nucleus subthalamicus („STN-Stimulation"), eine sehr kleine Struktur mitten im Gehirn, die eine hohe Zielgenauigkeit erfordert. Der Stimulationsort des Globus pallidum („GPI-Stimulation"), eine etwas größere Struktur der sog. Basalganglien, oder des Nucleus ventralis intermedius des Thalamus („Thalamus-Stimulation") sind nur in besonderen Fällen empfohlen. So wird die „Thalamus-Stimulation" beispielsweise bei Patienten mit ausgeprägtem Tremor empfohlen.

Die Sterblichkeit oder die Häufigkeit schwerer Komplikationen der THS, z. B. Blutungen oder Entzündungen im Operationsgebiet, liegt zwischen 0,5 % und 3 %, in großen deutschen Zentren unter 0,5 % (nach Zahlen der Leitlinien der Deutschen Gesellschaft für Neurologie). Häufiger treten vorübergehende Nebenwirkungen wie psychische Störungen kurz nach der Operation, Verwirrung oder Verhaltensstörungen auf. Nach der Operation sind neben den Verbesserungen der Beweglichkeit auch eine Zunahme des Verhaltens mit spontanen Entscheidungen, von depressiven Verstimmungen, aber auch von euphorischen Stimmungen beobachtet worden. Die Stimme kann sich im Einzelfall verschlechtern, meist bei Patienten, die bereits vorher undeutlich gesprochen haben.

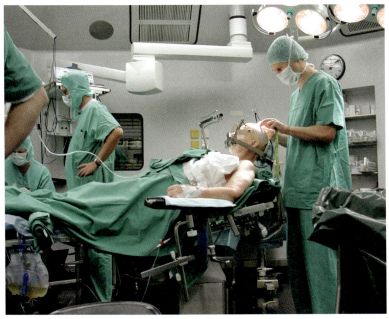

**Abb. 7** Lagerung des Patienten bei der Tiefen Hirnstimulation; Prof. Veit Rohde, Universitätsmedizin Göttingen.

## Was kann durch eine operative Therapie gebessert werden?

Prinzipiell werden nur Patienten einer Operation zugeführt, bei denen eine schwere Beeinträchtigung durch die Parkinson-Symptome besteht. Durch eine STN-Stimulation werden die Symptome Akinese, Tremor und Dyskinesien gebessert. Günstig dabei ist, dass die Wirkung über 24 Stunden andauert und die Patienten gerade nach mehrjähriger Erkrankung nicht mehr auf allzu häufige Medikamenteneinnahmen angewiesen sind. Besonders die Wirkfluktuationen mit plötzlicher Unbeweglichkeit oder heftigem Zittern lassen fast sofort nach der Operation nach oder verschwinden ganz. Überbewegungen können deutlich gebessert werden.

Eine wichtige Verbesserung besteht bei Patienten, die – oft auch einseitig – ein heftiges Zittern behindert, das durch Medikamente nicht ausreichend gebessert werden kann. Hier kann es zu deutlichen Verbesserungen, oftmals zum völligen Aussetzen des Zitterns kommen.

Wichtig ist diese Methode vor allem für Patienten, die aus unterschiedlichen Gründen die Medikamentendosis, die sie eigentlich einnehmen müssten, nicht vertragen. Dazu zählen Patienten, die Nebenwirkungen wie Spielsucht unter Dopamin-Agonisten entwickeln oder bei zu hoher dopaminhaltiger Medikation mit Wahnvorstellungen oder Halluzinationen reagieren. Auch wenn bereits eine fortgeschrittene Erkrankung vorliegt, kann die Lebensqualität durch die THS gebessert werden, da eine deutliche und gleichmäßige Verbesserung der Beweglichkeit eintritt.

Es werden jedoch nur die Beschwerden besser, die auch mit einer optimalen Dosis an L-Dopa gebessert werden. Alle Symptome, die nicht auf die L-Dopa-Therapie ansprechen, z. B. ein plötzliches Stehenbleiben („Freezing"), das nicht durch eine Off-Phase bedingt ist, können auch durch eine Operation nicht gebessert werden.

Es ist jedoch wichtig zu wissen, dass die THS keine Heilung der Parkinson-Erkrankung darstellt, sondern eine Art „rückwirkende Verschiebung" der Krankheitssymptome um mehrere Jahre bewirkt.

## Wer ist geeignet für eine Operation?

- Geeignet sind Patienten mit der sicheren Diagnose einer Parkinson'schen Erkrankung, die nicht älter als 70 Jahre sind und an schweren, motorischen Beeinträchtigungen durch die Erkrankung leiden. Besonders jüngere Patienten (< 60 Jahre) scheinen gut von der THS zu profitieren.
- Parkinson-Patienten, die eine ausgeprägte Tremorform, entweder ein- oder beidseitig aufweisen.
- Parkinson-Patienten, die ausgeprägte Wirkfluktuationen, sogenannte On-off-Phasen mit schweren Unbeweglichkeitszuständen vorweisen.
- Insbesondere Patienten, die bestimmte Parkinson-Medikamente wie Dopamin-Agonisten wegen möglicher Nebenwirkungen, z. B. Spielsucht, nicht vertragen und deshalb überwiegend mit L-Dopa behandelt werden müssen.
- Alle Patienten müssen auf L-Dopa sehr gut ansprechen und im Test (siehe unten) eine über 50%ige Verbesserung zeigen.

## Wer ist nicht geeignet für eine Operation?

- Nicht geeignet sind Patienten, die älter als 70 Jahre sind (oder in Ausnahmefällen 75 Jahre, wenn keine schweren anderen Erkrankungen bestehen).
- Patienten, die Probleme beim Denken oder Gedächtnisstörungen bemerken, sollten nur nach genauer Rücksprache und Testung ihrer Fähigkeiten eine THS in Erwägung ziehen. Wenn bereits eine Demenz vermutet wird, kann wegen möglicher Risiken einer Verwirrung keine Operation mehr durchgeführt werden.
- Weiterhin müssen vorher genaue bildgebende Untersuchungen des Kopfes (MRT) durchgeführt werden, um z. B. Durchblutungsstörungen oder andere krankhafte Veränderungen des Gehirns auszuschließen.
- Schwerwiegende internistische Erkrankungen würden ebenfalls dagegen sprechen, eine THS durchzuführen.

Aus diesen Gründen müssen folgende **Voruntersuchungen** durchgeführt werden:
- genaue Beobachtung der Symptome des Patienten durch einen in der Parkinson-Therapie erfahrenen Neurologen
- neuropsychologische Untersuchung: Testung von Gedächtnisleistung, Aufmerksamkeit und Konzentration
- L-Dopa-Test: standardisierter Medikamenten-Test, um festzustellen, um wie viel Prozent sich die individuellen Parkinson-Symptome jeweils durch eine Gabe von 250 mg L-Dopa nach einer mindestens 12-stündigen Medikamentenpause verbessern (es wird eine mindestens 50%ige Verbesserung vorausgesetzt)
- bildgebende Untersuchungen: Magnetresonanztomografie des Kopfes
- genaue Aufklärung des Patienten und seiner Angehörigen oder seiner Pflegepersonen über die Operation, die möglichen Folgen sowie die Veränderung seines Lebens nach der Operation

Möglicherweise müssen weitere internistische Untersuchungen erfolgen, um das Risiko einer Operation im Allgemeinen einzuschätzen.

## Nachsorge bei THS

Patienten, die eine operative Behandlung ihrer Parkinson-Krankheit erhalten haben, sollten sich in geeigneten Zentren regelmäßig zur Kontrolluntersuchung begeben. Diese sollte zumindest alle sechs Monate ambulant erfolgen. Manchmal wird es auch notwendig sein, dass neu aufgetretene Probleme und eine sog. „Feineinstellung" des Hirnschrittmachers einen kurzen stationären Aufenthalt erfordern. Bei der Nachsorge sollte auf Folgendes geachtet werden:
- die Schrittmachereinstellung, die durch das Steuerungsgerät ablesbar ist
- inwieweit sich Symptome verschlechtert oder verbessert haben
- ob die äußeren Narben am Kopf und unter dem Schlüsselbein reizlos sind

- die begleitende medikamentöse Einstellung und Symptome, z. B. Sprechstörungen oder Schlafstörungen, die nicht durch den Schrittmacher gebessert werden
- der Zustand der Batterie des Hirnschrittmachers (die üblicherweise mehrere Jahre vorhält)

## Allgemeines zur Technik

Zurzeit werden die meisten Hirnschrittmacher, die in Deutschland Verwendung finden, von der Firma Medtronic produziert. Von dieser Firma sind auch weitere Broschüren und Anleitungen zum Umgang mit dem Gerät erhältlich. Weitere Hersteller sind beispielsweise St. Jude Medical und Boston Medical Products aus den USA.

Eine neue Generation von Hirnschrittmachern soll sich flexibel der geforderten Leistung anpassen, ist aber noch in der Erprobung. Im Allgemeinen wird empfohlen, sich in Experten-Zentren, die die Operationen in größerer Zahl pro Jahr durchführen, beraten und ggf. behandeln zu lassen, da die Komplikationsrate dort meist geringer und die Erfahrung größer ist als in kleineren Zentren.

## Die Behandlungsmöglichkeiten

# Krankengymnastik

Die Krankengymnastik ist seit vielen Jahren fester Bestandteil der Behandlung der Parkinson-Krankheit und besonders in den letzten Jahren immer wieder umstritten. Dem offensichtlichen Wohlbefinden des Patienten durch die krankengymnastische Behandlung steht der fehlende Nachweis ihrer Wirksamkeit auf die Beweglichkeit und die Erkrankung gegenüber. Obwohl auch in letzter Zeit vermehrt Studien zur Wirksamkeit veröffentlicht wurden, ist wohl nur bei einer regelmäßigen Durchführung der krankengymnastischen Übungen von einer Verbesserung der Beweglichkeit auszugehen. Diese hält meist auch nur so lange an, wie der Patient die Übungen durchführt und hat – ähnlich wie die pharmakologische Behandlung – keine Langzeitwirkung.

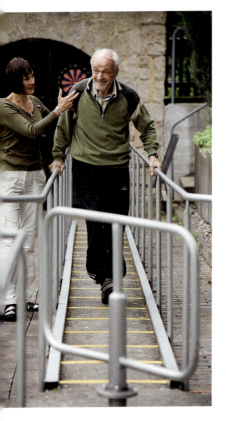

Ob eine spezifische Behandlung einzelner Symptome, eine eher „aggressive", d. h. sehr anstrengende Therapie, oder allgemeine Beweglichkeitsübungen günstiger sind, ist noch nicht erwiesen. Generell gilt jedoch, dass die einzelnen Symptome des Patienten individuell zu beüben sind. Hierzu stehen eigene Ratgeber zur Verfügung, die gymnastische Übungen auch für zu Hause ausweisen (siehe Literaturverzeichnis im Anhang).

In letzter Zeit hat sich die „BIG"-Therapie, eine Krankengymnastik mit großen Bewegungsabläufen, bewährt und wird für Parkinson-Patienten angeboten.

# Krankengymnastik

Eine sportliche Betätigung des Patienten erscheint jedoch immer sinnvoll und wichtig, um gerade die Unbeweglichkeit zu verbessern, aber auch, um ihm wieder Spaß an der Bewegung zu vermitteln. Nach unseren Erfahrungen ist bei jüngeren Patienten eine eher sportliche Betätigung hilfreich, während bei älteren Patienten eher eine krankengymnastische Anleitung sinnvoll ist. Dies kann aber individuell abweichen.

Die einzelnen krankengymnastischen Schulen werden hier nicht erläutert, sondern es wird auf die entsprechenden Ratgeber verwiesen (siehe Literaturverzeichnis im Anhang).

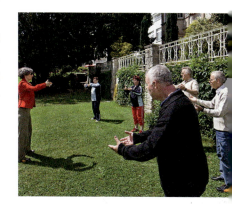

## Logopädie

Ergänzend zu den Medikamenten kann gerade die Sprechstörung durch Logopädie gebessert werden. Da bei Parkinson-Patienten die Sprache meist leiser und weniger moduliert ist als bei Gesunden, wird insbesondere auf die laute und deutliche Aussprache geachtet. Ein wichtiger Bestandteil der logopädischen Übungen ist deshalb lautes Sprechen, oft sogar Schreien, um dem Patienten zu zeigen, dass seine Stimme immer noch kräftig ist und er durch Übung lauter sprechen lernt. Für Parkinson-Patienten wurde auch eine spezielle Methode, die sich diese Erkenntnis zunutze macht, entwickelt, die sog. LSVT-Therapie (LSVT = Lee Silverman Voice Treatment). Dabei müssen festgelegte Übungen über mindestens zwei Wochen mehrmals pro Woche über mehrere Stunden durchgeführt werden, um eine deutliche Besserung des Sprechens zu erreichen. Hierfür gibt es speziell ausgebildete Logopäden, die diese Art der Therapie anbieten. Eine Anleitung zu logopädischen Übungen für Parkinson-Patienten mit CD kann über die Paracelsus-Elena-Klinik Kassel bezogen werden (Adresse siehe Anhang).

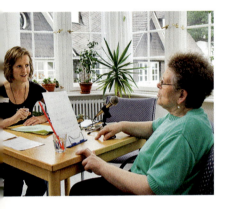

# Psychologische Maßnahmen und Psychotherapie

Ellen Trautmann

Der Diagnosestellung einer Parkinson-Erkrankung gehen oftmals Zeiten unklarer körperlicher und psychischer Beschwerden sowie das Gefühl, dass etwas mit dem eigenen Körper nicht stimmen könnte, voraus. Die Erstdiagnose wird dennoch häufig als Schock erlebt, der von Verunsicherung, Angst vor der Erkrankung und deren Fortschreiten, Traurigkeit, aber auch Wut und Verbitterung begleitet wird.

Es bedeutet für viele Betroffene und Angehörige einen Einschnitt in die Lebensplanung. Sie stehen vor vielen Fragen und Unwägbarkeiten:
- Wie gehe ich mit meiner Erkrankung um?
- Wie rasch wird sie voranschreiten?
- Muss ich mich auf berufliche und ggf. private Veränderungen einstellen?
- Welche körperlichen und auch geistigen Veränderungen können auftreten?
- Werde ich Pflege benötigen?

Anfangs fällt es oftmals besonders schwer, über die Erkrankung zu sprechen, und viele Betroffene verdrängen die Parkinson-Erkrankung dank der guten therapeutischen Wirkung der Medikamente in den ersten Jahren. Diese Scheu, offen über Parkinson zu sprechen, sowie die Sorge, in der Öffentlichkeit aufzufallen, führen oftmals zum Rückzug und schließlich zu depressiven Verstimmungen oder gar Depressionen. Häufig bestimmt dann die Parkinson-Erkrankung den gesamten Alltag. Die Betroffenen beschäftigen sich nahezu ausschließlich mit der Erkrankung, fühlen sich hilflos und niedergeschlagen und ziehen sich zunehmend von Freunden, Kindern und dem Partner zurück. Auch Angstzustände können auftreten sowie sogenannte soziale Ängste, welche häufig durch soziale Unsicherheit und Hemmungen bei außerfamiliären Kontakten gekennzeichnet sind. Dass die Parkinson-Erkrankung bis heute noch nicht zu den „sozial akzeptierten Krankheiten" wie z.B. Bandscheibenvorfälle oder Migräneattacken zählt, steht oftmals in engem Zusammenhang mit diesen sozialen Ängsten und Befürchtungen.

Das Wissen über weitere psychische Begleitsymptome wie Psychosen/ Halluzinationen und demenzielle Erkrankungen verängstigt schließlich sowohl Betroffene als auch deren Partner. Dabei zeigen aktuelle Studien, dass lediglich ca. 30 % der Parkinson-Betroffenen an Demenz erkranken und dies überwiegend mit dem Alter der Patienten zusammenhängt. Die Auftretenshäufigkeit demenzieller Erkrankungen nimmt ohnehin im höheren Erwachsenenalter zu (unabhängig von der Parkinson-Erkrankung). Ebenso sind auch Psychosen keine selbstverständlichen Begleiter des Parkinsons.

> **Vergesslichkeit ist nicht gleich Demenz!**
>
> Vergessen Sie beim Einkauf verschiedene Dinge oder fallen Ihnen Namen nicht sofort ein, dann ist das noch keine beginnende Demenz. Sollten Sie dennoch das Gefühl haben, dass Sie früher eine sehr viel bessere Merkfähigkeit hatten, alltägliche Arbeiten besser und schneller planen konnten, Probleme haben, etwas abzuzeichnen, oder Ihnen nur sehr wenige Worte zu einem bestimmten Thema einfallen, dann sollten Sie darüber mit Ihrem Arzt sprechen.

Die progredient – also fortschreitend – verlaufende Krankheit stellt mit jedem neuen Stadium weitere Herausforderungen an die Betroffenen und deren Umfeld. Im Idealfall, also bei einem positiven Umgang mit der Situation, gehen in der ersten Phase des „Nicht-wahrhaben-Wollens", Traurigkeit, Wut und Verzweiflung in eine Akzeptanz der Diagnose und dem Arrangement mit dem Parkinson über. Dieser Prozess wird bei vielen Betroffenen durch die sogenannte „Drug-Honeymoon-Phase" erleichtert (so wird die Zeit benannt, in welcher die Medikamente sehr gut wirken und die Symptome kaum in den Vordergrund treten). Schwerer wird es dann für viele Betroffene, wenn die Medikamente (meist einige Jahre später) nicht mehr die erwünschte Wirkung erzielen, der Alltag zunehmend eingeschränkt und der eigene Aktionsraum begrenzt wird. Dann ist es wichtig, sich auf all das zu konzentrieren, was man trotz der Beeinträchtigung durch die Parkinson-

Erkrankung tun kann und was Freude bereitet. Oftmals werden auf dieser Suche nach den eigenen Ressourcen nun Fähigkeiten entdeckt, die früher nicht von Belang waren (z. B. Gespräche über persönlich wichtige Themen führen, fotografieren, lesen, kreatives Arbeiten wie beispielsweise zeichnen, filzen, basteln). Denn trotz zunehmender Einschränkungen durch die Parkinson-Erkrankung sind eine gute Lebensqualität und psychisches Wohlbefinden möglich. So können Sie sich auch mit zunehmender Symptomatik wohl fühlen.

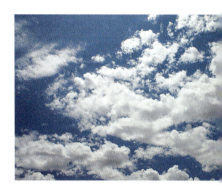

## Warum ist psychisches Wohlbefinden wichtig?

Gerade im Alltag zeigt sich, wie stark die Parkinson-Symptomatik vom psychischen Wohlbefinden und Stress abhängig ist. So können unerwartete Veränderungen im alltäglichen Geschehen, berufliche Herausforderungen, Stress oder Streit mit dem Partner bereits zur Verstärkung verschiedener Parkinson-Symptome führen. Ebenso nehmen negative Verstimmungen und schlechtes psychisches Wohlbefinden selbst unmittelbar Einfluss. Sie können – individuell unterschiedlich – verschiedene Symptome verstärken. Eine Verstärkung der Symptomatik verschlechtert dann wiederum das psychische Wohlbefinden. Solche sogenannten Teufelskreise sind für den Betroffenen selbst zunächst schwierig zu erkennen (▶ Abb. 8). Umso wichtiger ist es, sich diesen Kreislauf bewusst zu machen und die typischen ungünstigen Handlungsweisen aufzubrechen.

Die Beeinträchtigung täglicher Aufgaben durch die Parkinson-Symptomatik führt jedoch nicht zwangsläufig zum Verlust sozialer Rollen und Kontakte mit Freunden und Bekannten. In jedem Krankheitsstadium kann psychisches Wohlbefinden erreicht werden! Entscheidend ist hierbei ein angemessener Umgang mit der Erkrankung, um langfristig das psychische Wohlbefinden zu erhalten. So können z. B. Betroffene mit nur geringer

## Die Behandlungsmöglichkeiten

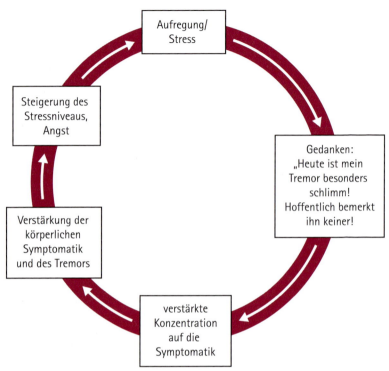

**Abb. 8** Herr P. hat heute einen wichtigen Geschäftstermin. Er ist bereits sehr angespannt und grübelt seit Tagen, wie er am besten seinen Tremor der rechten Hand unterbinden kann. Bereits auf dem Weg in sein Büro kann er an nichts anderes mehr denken („Heute ist der Tremor aber auch besonders schlimm. Hoffentlich kann ich ihn unterdrücken."). Unglücklicherweise verstärken die Konzentration auf den Tremor, der erhöhte Stress und die Angst die Stärke des Tremors. Herr P. kann sich auf nichts anderes mehr konzentrieren.

Symptomatik, aber einer sehr negativen Einstellung bzgl. ihrer Parkinson-Erkrankung bereits größere Einbußen der Lebensqualität und ein stark beeinträchtigtes Wohlbefinden aufzeigen, während andere Betroffene in fortgeschritteneren Krankheitsstadien und mit positiverem Umgang mit dem Parkinson eine deutlich bessere Lebensqualität aufweisen. Dabei gibt es keine ideale Strategie, kein Patentrezept. Es ist wichtig, individuell herauszufinden, welche eigenen positiven Strategien geeignet sind.

## Häufig auftretende Schwierigkeiten und psychologische Hilfen im Umgang mit der Parkinson-Erkrankung

### Erstdiagnose: „Der Diagnoseschock" + Psychologische Begleitsymptome

- Informieren Sie sich umfassend über die Parkinson-Erkrankung. Es gibt Ihnen mehr Sicherheit im Umgang mit der Krankheit, wenn Sie über die Reaktionen Ihres eigenen Körpers sowie die Medikamentenwirkungen gut Bescheid wissen. Informationen fördern einen gelasseneren Umgang mit der Symptomatik.
- Sprechen Sie über Ihre Erkrankung mit Ihrem Partner, Freunden und Bekannten. Äußern Sie Ihre Sorgen und Befürchtungen.
- Möchten Sie sich mit anderen Betroffenen austauschen, so nehmen Sie Kontakt mit einer Selbsthilfegruppe auf.
- Nehmen Sie sich Zeit zum Entspannen und für Aktivitäten, welche Ihnen Spaß machen und Freude bereiten.
- Sprechen Sie mit Ihrem Neurologen oder Psychotherapeuten, um sich über die Möglichkeiten einer pharmakologischen oder psychotherapeutischen Begleitung zu informieren.

### Stress

- Viel Stress wirkt sich bei Parkinson-Betroffenen besonders negativ aus!
- Stressbewältigung: Trainieren Sie sich im Erkennen von Stress und Faktoren, welche Ihre Symptome negativ beeinflussen. Was führt bei Ihnen zu Stress? Versuchen Sie, solche Dinge zu umgehen oder „stressfreier" zu organisieren.
- Lassen Sie sich Zeit, gönnen Sie sich Pausen und Entspannung (z. B. mittels Progressiver Muskelentspannung).
- Erwerben Sie hilfreiche Kompetenzen im Umgang mit Stress in entsprechenden Kursen oder im Rahmen einer Psychotherapie.

### Partnerschaft

- Auch Ihr Partner sollte über das Krankheitsbild umfassend informiert sein.
- Sprechen Sie mit Ihrem Partner über notwendige Veränderungen und Ihre Befürchtungen. Nur so kann er Sie verstehen und adäquat auf Ihre Bedürfnisse eingehen.
- Vermeiden Sie eine Überbehütung durch Ihren Partner.
- Nehmen Sie sich Zeit für gemeinsame, aber auch getrennte angenehme Aktivitäten.

### Ressourcen

- Nehmen Sie sich Zeit zum Genießen!
- Versuchen Sie, so aktiv wie möglich am gesellschaftlichen/sozialen Leben teilzuhaben. Halten Sie die Kontakte mit Freunden und Bekannten aufrecht.
- Nehmen Sie sich Zeit für seit Langem Geplantes. Reisen Sie z. B. jetzt und nicht erst in zehn Jahren.

### Hilfreiche Fragen

- Wann geht es Ihnen psychisch sehr schlecht? Was tun Sie in diesem Moment? Wie können Sie diesen Situationen besser begegnen oder sie ggf. auch vermeiden?
- Gibt es Zeiten, in denen Sie Ihre Parkinson-Erkrankung vergessen können? Was tun Sie in dieser Zeit? Führen Sie diese Aktivitäten so häufig wie möglich durch!

### Tipps für den Partner

- Informieren Sie sich über die Parkinson-Erkrankung Ihres Partners. Sie erhalten so mehr Einblick in das Verhalten Ihres Partners und seine Symptomatik.

- Sprechen Sie eigene Sorgen und krankheitsbedingte notwendige Änderungen offen an. Die meisten Betroffenen nehmen das sehr positiv auf und empfinden Erleichterung.

- Möchten Sie sich mit anderen Angehörigen austauschen, dann nehmen Sie Kontakt mit einer Selbsthilfegruppe auf. Dort wird auch den Angehörigen der Betroffenen ein reger Austausch ermöglicht.

- Nehmen Sie sich Zeit für angenehme gemeinsame Aktivitäten (z. B. Aktivitäten, die Sie bereits früher gern unternahmen), gönnen Sie sich aber auch vereinbarte Auszeiten.

- Helfen Sie Ihrem betroffenen Partner nur insoweit dies unbedingt nötig ist. Besprechen Sie dieses Thema offen mit ihm. Vermeiden Sie es, unnötig Aufgaben zu übernehmen sowie ein Überbehüten. Überbehütung vermindert langfristig das Selbstvertrauen Ihres Partners und führt zu einer unnötigen Überlastung Ihrerseits.

## Partnerschaft und Parkinson

Nahezu jede chronische Erkrankung nimmt Einfluss auf das familiäre und partnerschaftliche Miteinander, ebenso auch die Parkinson-Erkrankung. Sorgen bis hin zu Existenzängsten, die Ungewissheit, welche Herausforderungen auf den betroffenen Partner und die Partnerschaft zukommen, sind zentral. Häufig fehlt Zeit – und manchmal auch die Energie – für außerfamiliäre Kontakte oder auch gemeinsame angenehme Aktivitäten. Ebenso können die reduzierte Mimik und die veränderte Sprache des Betroffenen zu Verständigungsproblemen führen und die Verlangsamung der Bewegungsabläufe des Betroffenen die Ungeduld des Partners schüren. Die sich daraus entwickelnde, häufig (un-)freiwillige, also vom Betroffenen gar nicht eingeforderte Unterstützung durch den Lebenspartner (Übernahme von Tätigkeiten, die noch selbst verrichtet werden können) führt langfristig zum Verlust des Selbstwertes des Betroffenen sowie zu einer zunehmenden und unnötigen Überlastung des Partners. So konnten wissenschaftliche Untersuchungen zeigen, dass die Parkinson-Erkrankung auch mit psychischen

Beeinträchtigungen wie depressiven Erkrankungen und klinisch relevanten Ängsten des Partners einhergehen kann.

Um diesem Dilemma zu begegnen, ist es wichtig, gemeinsam Informationen über die Krankheit zu sammeln und krankheitsbedingte notwendige Änderungen anzusprechen, etwa Veränderungen der Zuständigkeiten im gemeinsamen Leben. Aber vergessen Sie nicht, dass ein Rollenwechsel immer einen Aufgabentausch, nicht jedoch eine einseitige Übernahme aller Aufgaben durch den Partner beinhaltet. Führen Sie als Betroffener also regelmäßig auch eigenständige Tätigkeiten durch; dies ist wichtig für Ihr Selbstbewusstsein und vermindert die Gefahr einer Überbelastung Ihres Partners.

Einhergehend mit der Erkrankung berichten viele Paare auch von sexuellen Schwierigkeiten (z. B. verringerter Lust oder gesteigertem sexuellem Verlangen). Diese Problematik ist für viele Menschen ein Tabuthema, welches stark belastet und viel zu selten Berücksichtigung im Prozess des partnerschaftlichen und psychischen Wohlbefindens findet. Sprechen Sie über diese Probleme und beziehen Sie ggf. auch Ihren Arzt mit ein. Sexuelle Probleme können sehr vielfältige Ursachen haben (z. B. durch die Erkrankung an sich, durch die Medikation oder auch durch andere, vom Parkinson unabhängige Faktoren) und können in einem Gespräch oft rasch geklärt werden.

Häufig bestehen auch Sorgen im Umgang mit möglichen demenziellen Veränderungen des Partners. Hier ist es wichtig, dass Sie Ihren betroffenen Partner nicht drängen, die entstandenen Leistungseinbußen durch übermäßig häufiges Üben wiederzuerlangen. Dies führt lediglich zu einer erheblichen Überforderung und verstärkt die Wahrnehmung des Verlustes, was wiederum vermehrte Frustration und Traurigkeit auf beiden Seiten schürt. Konzentrieren Sie sich auf die noch bestehenden Fertigkeiten. Nutzen und fördern Sie diese gemeinsam in Ihrem Alltag. Ebenso gefürchtet werden durch die Parkinson-Medikamente ausgelöste Halluzinationen der Betroffenen. Für Ihren betroffenen Partner sind diese real und er wird nicht akzeptieren, wenn Sie ihn vom Gegenteil überzeugen wollen. Versuchen Sie stattdessen, die Erregung auslösende Situation gemeinsam zu verlassen, und beruhigen Sie Ihren betroffenen Partner. Informieren Sie ihn auch, dass er Hilfe bekommt und welche Maßnahmen Sie geplant haben. Suchen Sie gemeinsam Ihren behandelnden Neurologen auf. Dieser wird die medikamentöse Einstellung überprüfen.

## Wann sind psychologische Maßnahmen sinnvoll?

Bleiben psychische Veränderungen, z. B. depressive Verstimmungen oder auch (soziale) Ängste, über lange Zeit bestehen und werden als emotional belastend wahrgenommen oder führen gar zur Vermeidung bestimmter Aktivitäten und Verhaltensweisen, dann ist eine psychotherapeutische Begleitung neben der medikamentösen Therapie sinnvoll. 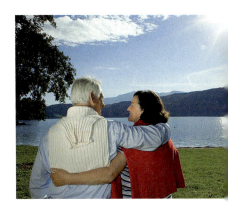 Die Wahl eines geeigneten Therapieverfahrens und Settings (Einzel- oder Gruppentherapie) sollte auf Ihre persönlichen Ansprüche und Bedürfnisse abgestimmt sein. Eine psychotherapeutische Begleitung ist stets an die Probleme des Betroffenen oder auch Angehörigen angepasst und fokussiert auf die Entwicklung hilfreicher Strategien im Umgang und zur Bewältigung der Probleme, um langfristig das psychische Wohlbefinden zu erhalten und somit auf die Symptomatik des Parkinsons positiv Einfluss zu nehmen. Häufige Themen in der Therapie sind die Entwicklung eines besseren Umgangs mit der Erkrankung einschließlich einer neuen Lebensperspektive, die Veränderung depressiver Stimmungen, die Verringerung bestehender (sozialer) Ängste, die Steigerung des Selbstvertrauens sowie das Erlernen von Techniken zur Reduzierung von Angst, Stress und Anspannung.

Ist die Paarbeziehung infolge der Erkrankung stark belastet, so können Paargespräche mit professioneller psychologischer Begleitung eine Entlastung bringen. Auch die offene Klärung bevorstehender Rollenwechsel sowie die Gefahr der (Un-)Selbstständigkeit können im Rahmen beratender Paargespräche Hilfe bringen. Ein gezieltes Training beider Partner kann aber auch im Rahmen der Früherkennung von Psychosen bei Betroffenen mit gelegentlichen Halluzinationen eingesetzt werden, um gemeinsam persönliche Risikofaktoren (z. B. erhöhter Stress, Ärger) und erste Hinweise für das Auftreten neuer Psychosen zu identifizieren, um so rechtzeitig Gegenmaßnahmen ergreifen zu können.

# Leben mit Parkinson

# Ernährung

Viele Patienten und ihre Angehörigen fragen uns immer wieder, ob es denn bestimmte Vorschriften oder Empfehlungen zur Ernährung für Parkinson-Patienten gibt. Auch die Frage, inwieweit die Ernährung für den Verlauf der Erkrankung eine Rolle spielen könnte, wird häufig gestellt.

Leider gibt es dazu keine Untersuchungen oder gar große Studien. So sind wir auf die allgemeinen Regeln der gesunden Ernährung angewiesen, die auch für jeden Parkinson-Patienten gelten. Als Beispiel sind hier die Regeln der Deutschen Gesellschaft für Ernährung (DGE) aufgeführt (siehe auch ▶ Abb. 9).

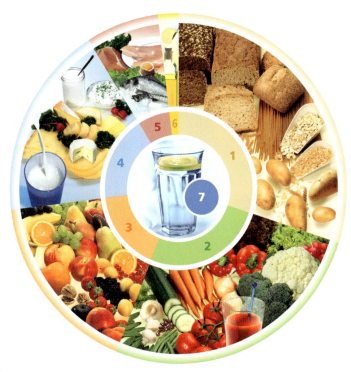

Abb. 9  DGE-Ernährungskreis®, Copyright: Deutsche Gesellschaft für Ernährung e. V., Bonn.

**Die 10 Regeln der DGE**

1. **Vielseitig essen.** Genießen Sie die Lebensmittelvielfalt. Merkmale einer ausgewogenen Ernährung sind abwechslungsreiche Auswahl, geeignete Kombination und angemessene Menge nährstoffreicher und energiearmer Lebensmittel.

2. **Reichlich Getreideprodukte und Kartoffeln.** Brot, Nudeln, Reis, Getreideflocken, am besten aus Vollkorn, sowie Kartoffeln enthalten kaum Fett, aber reichlich Vitamine, Mineralstoffe sowie Ballaststoffe und sekundäre Pflanzenstoffe. Verzehren Sie diese Lebensmittel mit möglichst fettarmen Zutaten.

3. **Gemüse und Obst – Nimm „5 am Tag".** Genießen Sie fünf Portionen Gemüse und Obst am Tag, möglichst frisch, nur kurz gegart, oder auch eine Portion als Saft – idealerweise zu jeder Hauptmahlzeit und auch als Zwischenmahlzeit: Damit werden Sie reichlich mit Vitaminen, Mineralstoffen sowie Ballaststoffen und sekundären Pflanzenstoffen (z. B. Carotinoide, Flavonoide) versorgt. Das Beste, was Sie für Ihre Gesundheit tun können.

4. **Täglich Milch und Milchprodukte, ein- bis zweimal in der Woche Fisch; Fleisch, Wurstwaren sowie Eier in Maßen.** Diese Lebensmittel enthalten wertvolle Nährstoffe, z. B. Calcium in Milch, Jod, Selen und Omega-3-Fettsäuren in Seefisch. Fleisch ist Lieferant von Mineralstoffen und Vitaminen ($B_1$, $B_6$ und $B_{12}$). Mehr als 300–600 g Fleisch und Wurst pro Woche sollten es nicht sein. Bevorzugen Sie fettarme Produkte, vor allem bei Fleischerzeugnissen und Milchprodukten.

5. **Wenig Fett und fettreiche Lebensmittel.** Fett liefert lebensnotwendige (essenzielle) Fettsäuren und fetthaltige Lebensmittel enthalten auch fettlösliche Vitamine. Fett ist besonders energiereich, daher kann zu viel Nahrungsfett Übergewicht fördern. Zu viele gesättigte Fettsäuren erhöhen das Risiko für Fettstoffwechselstörungen, mit der möglichen Folge von Herz-Kreislauf-Krankheiten. Bevorzugen Sie pflanzliche Öle und Fette (z. B. Raps- und Sojaöl und daraus hergestellte Streichfette). Achten Sie auf unsichtbares Fett, das in Fleischerzeugnissen, Milchprodukten, Gebäck und Süßwaren sowie in Fast-Food- und Fertigprodukten meist enthalten ist. Insgesamt 60–80 g Fett pro Tag reichen aus.

6. **Zucker und Salz in Maßen.** Verzehren Sie Zucker und Lebensmittel bzw. Getränke, die mit verschiedenen Zuckerarten (z. B. Glucosesirup) hergestellt wurden, nur gelegentlich. Würzen Sie kreativ mit Kräutern und Gewürzen und wenig Salz. Verwenden Sie Salz mit Jod und Fluorid.
7. **Reichlich Flüssigkeit.** Wasser ist absolut lebensnotwendig. Trinken Sie rund 1,5 Liter Flüssigkeit jeden Tag. Bevorzugen Sie Wasser – ohne oder mit Kohlensäure – und andere kalorienarme Getränke. Alkoholische Getränke sollten nur gelegentlich und nur in kleinen Mengen konsumiert werden.
8. **Schmackhaft und schonend zubereiten.** Garen Sie die jeweiligen Speisen bei möglichst niedrigen Temperaturen, soweit es geht kurz, mit wenig Wasser und wenig Fett – das erhält den natürlichen Geschmack, schont die Nährstoffe und verhindert die Bildung schädlicher Verbindungen.
9. **Sich Zeit nehmen und genießen.** Bewusstes Essen hilft, richtig zu essen. Auch das Auge isst mit. Lassen Sie sich Zeit beim Essen. Das macht Spaß, regt an vielseitig zuzugreifen und fördert das Sättigungsempfinden.
10. **Auf das Gewicht achten und in Bewegung bleiben.** Ausgewogene Ernährung, viel körperliche Bewegung und Sport (30 bis 60 Minuten pro Tag) gehören zusammen. Mit dem richtigen Körpergewicht fühlen Sie sich wohl und fördern Ihre Gesundheit.

Eine Ausnahme ist jedoch die **Einnahme der dopaminhaltigen Medikamente** in Zusammenhang mit den Mahlzeiten und eiweißreichen Nahrungsmitteln. Hier sollten die folgenden Regeln eingehalten werden: Tabletten müssen mindestens eine halbe Stunde vor den Mahlzeiten oder mindestens eine Stunde nach den Mahlzeiten eingenommen werden. Das Eiweiß in den Mahlzeiten verhindert nämlich die ausreichende Aufnahme von Levodopa aus dem Darm. (Achtung: Jede Mahlzeit enthält einen Anteil an Eiweiß!)

Außerdem können wir die Vorlieben von Parkinson-Patienten für bestimmte Speisen erklären: Viele Parkinson-Patienten leiden an einer Riechstörung oder – noch häufiger – sie wissen gar nicht, dass sie nicht alle Geruchsstoffe wahrnehmen. Die meisten dieser Geruchsstoffe haben eigentlich mit dem Geschmack von Speisen zu tun. So wird Kaffee viel mehr gerochen als geschmeckt, ebenso die Pizzagewürze oder eine Reihe anderer Gewürze. Davon nicht betroffen sind die Geschmacksstoffe für „Süßes".

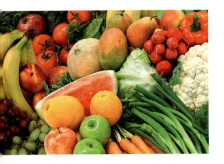

Sie sind wirkliche Geschmacksstoffe, die auch bei allen älteren Menschen lange und gut erhalten bleiben. Deshalb ist es nicht verwunderlich, wenn Parkinson-Patienten lieber Süßes essen – dies sollte man ihnen auch gönnen, wenn es nicht nur aus großen Schokoladenmengen (Achtung: Kakao führt zu Verstopfung!) besteht.

# Parkinson im Alltag

Durch die eingeschränkte Beweglichkeit bei der Parkinson-Krankheit fallen viele Dinge im Alltag plötzlich schwer – Dinge, die sonst nie infrage gestellt wurden, ja ganz selbstverständlich waren: das morgendliche Anziehen, die täglichen Handhabungen im Badezimmer, das Aufräumen im Wohnzimmer und das Kartoffelschälen. Auch die Beziehungen zur Familie und den Freunden erscheinen im anderen Licht – wie soll man sich verhalten? Ist Parkinson eine „vorzeigbare" Erkrankung?

## Alltagstätigkeiten

### Tipps für den Alltag

- **Beim Ankleiden/Auskleiden Erleichterung schaffen:** Hemden und Blusen müssen nicht die kleinsten Knöpfe haben, Reißverschlüsse oder Klettverschlüsse sind praktischer. Spezialkleidung kann im Internet bestellt werden.
- **Schuhe:** Beim Anziehen der Schuhe lange Schuhlöffel verwenden! Bequeme und geschlossene Schuhe anziehen, Pantoffeln unbedingt vermeiden, da Sturzgefahr!
- **Mäntel/Jacken:** Mäntel und Jacken sollten ein glattes Stofffutter haben, um das Hineinschlüpfen zu erleichtern.
- **Bettwäsche:** Glatte, seidenartige Bettwäsche erleichtert das Umdrehen im Bett bei nächtlicher Unbeweglichkeit. Betten mit leichter Füllung, z. B. Daunen, bereiten für Parkinson-Patienten ein angenehmeres Gefühl, da sie ebenfalls das Umdrehen erleichtern und kein „Schwergewicht" auf den Beinen liegt.
- **Ausgehen:** Beim Weggehen immer eine Madopar-LT-Tablette oder Ähnliches einstecken, um bei plötzlichen Unbeweglichkeitszuständen ein schnelles und wirksames Medikament bei sich zu haben. Bei Gefahr von Stürzen, auch außerhalb des Hauses, immer mit Rollator gehen.

- **Sturzprophylaxe:** Wenn eine Sturzgefährdung vorliegt oder bereits Stürze aufgetreten sind, unbedingt einen Hüftschutz tragen. Hüftprotektoren können in Medizinfachgeschäften auf Rezept erworben werden. Unbedingt Hüftprotektoren auch in der Wohnung tragen, da hier die meisten Stürze mit Oberschenkelhalsbruch passieren.
- **Tabletteneinnahme:** Falls eine häufige Tabletteneinnahme erforderlich ist, bitte einen Wecker besorgen, der auf mehrfache Erinnerungszeiten programmiert werden kann. Entsprechende Einnahmekästchen für Tabletten sind in den Apotheken erhältlich.

## Umgang mit Freunden und Bekannten

Versuche, die Parkinson-Erkrankung zu ignorieren oder gar Freunden gegenüber das Thema Parkinson zu vermeiden, führen langfristig oftmals zu Anspannungen und Unwohlsein. Während Sie als Betroffener sich auf die

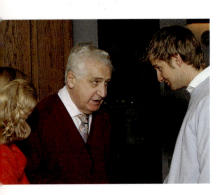

Kontrolle Ihrer Symptomatik beim gemütlichen Beisammensein mit Ihren Bekannten konzentrieren, führt dieses Verhalten unter Umständen bei Ihren Freunden zu Irritation und Verunsicherung. Ein offener Umgang mit der Erkrankung gegenüber dem Bekanntenkreis zeigt, dass Befürchtungen wie beispielsweise die Distanzierung der Freunde aus Angst und Unwohlsein im Umgang mit dem Parkinson oftmals unbegründet sind.

Sprechen Sie mit Ihren Freunden über Ihre Parkinson-Erkrankung. Sie fördern damit das Verständnis, die Akzeptanz und einen normalen Umgang mit der Erkrankung.

# Berufsleben mit Parkinson

Gerade zu Beginn der Erkrankung und während der Drug-Honeymoon-Phase können die meisten Betroffenen ihrer beruflichen Tätigkeit nahezu uneingeschränkt nachgehen. Mit dem Fortschreiten der Parkinson-Erkrankung stellen sich jedoch bei vielen Patienten zunehmend Schwierigkeiten beim Erfüllen ihrer beruflichen Aufgaben ein. Dann ist es wichtig zu klären, inwieweit eine Reduzierung der Berufstätigkeit oder gar ein Ausscheiden aus dem Beruf notwendig und hilfreich sein kann. Hierbei stehen Ihnen Ihr Neurologe, aber auch Sozialarbeiter und Rentenberater zur Seite; diese können Sie auf die bevorstehenden Entscheidungsprozesse und Änderungen vorbereiten und Sie dabei begleiten.

Der Status Ihrer Erwerbsfähigkeit, die durch den Rentenversicherungsträger beurteilt wird, ist abhängig von der Krankheitsausprägung, der Wirkung der Medikamente sowie von dem Beruf, den Sie ausüben. Um eine soziale Absicherung zu gewährleisten, ist es auch ratsam, den Grad der Behinderung durch das Versorgungsamt feststellen zu lassen. Ein Behindertenausweis bietet Ihnen an Ihrem Arbeitsplatz zusätzlichen Kündigungsschutz. Dafür ist es jedoch notwendig, dass Ihr Arbeitgeber über den Grad der Behinderung (jedoch nicht unbedingt über die Art der Erkrankung) informiert ist.

Die Entscheidung, ob man den Arbeitgeber sowie Arbeitskollegen über die Parkinson-Erkrankung informiert, ist individuell sehr verschieden und eine generelle Empfehlung kann nicht gegeben werden. Hier gilt es abzuwägen, inwieweit allein die Offenlegung der Erkrankung positive Konsequenzen wie Verständnis und Akzeptanz der Kollegen bzw. des Vorgesetzen oder aber auch negative Konsequenzen wie berufliche Einschränkungen für Ihren Berufsalltag hat.

> **Tipp zum Behindertenausweis**
>
> Informieren Sie sich umfassend über alle Vorteile, aber auch über mögliche Nachteile, bevor Sie sich entscheiden, einen Behindertenausweis zu beantragen. Je nach Grad der festgestellten Behinderung können Sie sogenannte „Nachteilsausgleiche" in Anspruch nehmen. Dazu gehören z. B. ein besonderer Kündigungsschutz oder spezielle Steuerfreibeträge. Dabei können Sie selbst entscheiden, wen Sie über Ihren Ausweis informieren und welche Vorteile Sie nutzen möchten. Fragt Ihr Arbeitgeber aber gezielt nach dem Behindertenausweis, müssen Sie wahrheitsgemäß antworten. Lassen Sie sich z. B. vom Versorgungsamt beraten.

# Reisen

Parkinson-Patienten müssen nicht auf Reisen verzichten. Sie sollten aber einen geplanten größeren Urlaub vorher mit Ihrem Arzt besprechen. So kann z. B. der Klimawechsel bei Reisen in Länder mit heißerem Klima Probleme bereiten, weil Sie durch die Parkinson-Erkrankung die eigene Körpertemperatur möglicherweise weniger gut regulieren können. Außerdem muss eine ausreichende Versorgung mit allen notwendigen Medikamenten in jedem Fall sichergestellt sein.

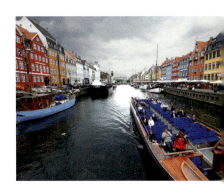

**Tipps für die Reiseplanung**

- **Anstrengungen und Stress vermeiden:** Wählen Sie die Transportmittel und die Art der Reise so, dass Sie sich nicht überanstrengen. Planen Sie ausreichend Zeit ein und vermeiden Sie Stress.

- **Fernreisen:** Als Parkinson-Patient müssen Sie nicht auf Fernreisen verzichten. Vermeiden Sie aber möglichst Reisen in heiße Klimazonen. Reisen Sie in andere Zeitzonen, nehmen Sie Ihre Medikamente zunächst einfach weiter zu den Zeiten ein, wie Sie es von zu Hause gewohnt sind. Mit der ersten Übernachtung am Zielort stellen Sie die Einnahmezeiten dann vollständig auf den neuen Tagesrhythmus ein.

- **Medikamentenvorrat:** Achten Sie bei jeder Reise unbedingt auf einen ausreichenden Medikamentenvorrat und erkundigen Sie sich vor Reiseantritt nach Adressen von geeigneten medizinischen Versorgungseinrichtungen am Zielort. Hilfreich bei Auslandsreisen ist eine Liste mit den internationalen Namen Ihrer Medikamente (siehe auch die Internet-Links im Anhang, S. 129).

- Schließen Sie rechtzeitig eine **Reiserücktrittsversicherung** ab, für den Fall, dass sich Ihr Gesundheitszustand vor Reiseantritt plötzlich verschlechtern sollte.

- Führen Sie auch im Urlaub regelmäßig Ihre **krankengymnastischen Übungen** durch.

- **Dies gilt für ältere Parkinson-Patienten:** Wählen Sie Reiseziele, die bereits aus früheren Urlaubsreisen bekannt sind, z. B. Pensionen, Hotels, die eine vertraute Umgebung darstellen.

- **Behindertengerechte Hotels:** Fahrstühle und das Fehlen von Schwellen tragen zur verminderten Sturzgefahr bei.

- **Schiffsreisen** werden als positiv geschildert, da Angehörige auf einfache Weise den Patienten begleiten können und trotzdem viel sehen und erleben können. Eine Schiffskabine ermöglicht den Patienten an einem Ort zu „wohnen" und vermeidet ständige Hotelwechsel.

- Bei **Flugreisen** nehmen Sie den Begleitservice bzw. Transportservice der Fluglinien in Anspruch, um lange Fußmärsche zwischen den Terminals oder der Gepäckausgabe zu vermeiden.

# Autofahren

Autofahren bedeutet Mobilität und vermittelt ein Gefühl der Unabhängigkeit. Auch Parkinson-Patienten können durch eine sorgfältige Behandlung ihrer Erkrankung ihre Fahrtüchtigkeit langfristig erhalten.

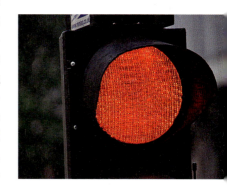

Ob Sie noch in der Lage sind, selbst ein Auto zu steuern, hängt vor allem auch vom Ausmaß Ihrer motorischen Bewegungsstörungen ab. Können Sie z. B. Ihre Nackenmuskulatur nicht mehr richtig bewegen, schränkt das auch die Beweglichkeit des Kopfes beim Fahren ein. Diese ist aber notwendig, um den seitlichen und rückwärtigen Verkehr zu beobachten. Aber auch Nebenwirkungen der Medikamente können die Fahrtüchtigkeit einschränken. So können Sie unter Müdigkeit leiden oder in einen „Sekundenschlaf" fallen. Dann sollten Sie auf keinen Fall mehr selbst fahren.

Gerade in der frühen Phase der Parkinson-Erkrankung sind viele Symptome noch nicht sehr ausgeprägt und beeinträchtigen die Fahrtüchtigkeit kaum. Kommt es allerdings im späteren Krankheitsverlauf zu den oben beschriebenen motorischen Störungen, z. B. ausgeprägtem Ruhezittern, Verlangsamung der Bewegungsabläufe oder Muskelsteifheit, werden die Reaktionsfähigkeit und das Fahrvermögen so weit herabgesetzt, dass Sie nicht mehr selbst fahren können. Dies ist insbesondere der Fall, wenn plötzliche Unbeweglichkeitsphasen oder Überbeweglichkeit (Dyskinesien) auftreten. Neben den Einschränkungen Ihrer Beweglichkeit können auch eine erhöhte Tagesmüdigkeit, verlängerte Reaktionszeiten oder Aufmerksamkeits- und Konzentrationsprobleme sowie weitere psychische Beeinträchtigungen ein sicheres Führen Ihres Fahrzeuges erschweren.

Der Technische Überwachungsverein (TÜV) bietet entsprechende Eignungstests für Parkinson-Patienten an, die freiwillig durchgeführt werden können. Sie können aber auch eine Probefahrstunde bei einem Fahrlehrer nehmen. Ein Arzt oder ein Psychologe mit verkehrsmedizinischer Zusatzausbildung kann ein anerkanntes Gutachten über Ihre Fahrtauglichkeit erstellen.

**Tipps zum Autofahren**

- Fahren Sie ein Auto mit Automatikgetriebe. Sie müssen aber unbedingt mit dem rechten Fuß schnell und sicher vom Gas auf die Bremse wechseln können.
- Mögliche Nebenwirkungen der Medikamente können die Fahrtüchtigkeit einschränken.
- Wenn Sie Ihren Kopf nicht mehr ohne Probleme drehen können und Ihr Sichtfeld dadurch eingeschränkt wird, wenn Sie nicht mehr sicher zwischen Gas- und Bremspedal wechseln können, gelegentlich in einen „Sekundenschlaf" fallen oder sich beim Autofahren grundsätzlich unsicher fühlen, sollten Sie nicht mehr selbst fahren! Sprechen Sie mit Ihrem Arzt über Alternativen der Fortbewegung (z. B. Bus, Bahn, Fahrdienste, Fahrgemeinschaften), damit Sie weiterhin mobil bleiben.

# Operationen bei Parkinson-Patienten

Manfred Georg Krukemeyer, Gunnar Möllenhoff

# Allgemeinchirurgie

Ein chirurgischer Eingriff kann nur durchgeführt werden, wenn vorher eine Narkose (Anästhesie), sei es eine Allgemein- oder eine Regionalanästhesie, durchgeführt wurde. Die möglichen Wechselwirkungen zwischen dem Narkosemittel – Inhalations- oder Injektionsnarkotika – und der Parkinson-Erkrankung werden als gering angesehen. Allerdings sollte der Anästhesist unbedingt über die Krankheit informiert werden, weil bestimmte Narkosemittel nicht gleichzeitig mit Parkinson-Medikamenten eingenommen werden dürfen; Vorsicht ist z. B. bei Morphinderivaten geboten. Bei den Anästhesieformen und bei Komplikationen rund um die Operation ist die

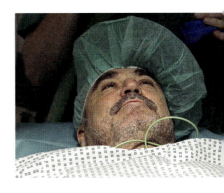

Parkinson-Erkrankung ein wichtiger Faktor; die Operation darf aber dennoch nicht zurückgestellt werden. Die Möglichkeit von Verwirrtheitszuständen, sogenannte kognitive Dysfunktionen, nach chirurgischen Eingriffen sollte vor der Operation abgeschätzt werden. Bei den Anästhesieverfahren müssen in der Vorbereitung der Narkose anästhesierelevante Begleiterkrankungen beachtet werden, wie Refluxerkrankungen (Rückfluss von Magensäure) oder Lungenerkrankungen. Die Regionalanästhesie gewinnt immer mehr an Bedeutung, vor allem bei kleineren chirurgischen Eingriffen.

Die Anästhesieverfahren haben sich nicht nur durch neuere Narkotika verbessert, sondern auch in ihrer Durchführung. Durch den vermehrten Einsatz der Epiduralanästhesie wird die Stressreaktion während der Operation verringert. Die Medikamente können in geringerer Dosierung eingesetzt werden; dabei werden die Schmerzempfindung und blutdrucksteigernde Reaktionen vermindert sowie die periphere Gewebedurchblutung durch Sympathikolyse (zeitweilige Ausschaltung der sympathischen Nerven) verbessert.

In der Chirurgie älterer Patienten sind unterschiedliche Faktoren zu berücksichtigen. So ist bei zunehmendem Alter das Herz-Kreislauf-System besonders betroffen. Die Zahl der Herzmuskelzellen nimmt altersbedingt ab und die Zellen werden durch Kollagen und Fettgewebe ersetzt. Die Folge ist eine zunehmende Verhärtung und Verkalkung von Herzmuskelgewebe mit einem erhöhten systolischen (1. Blutdruckwert) Blutdruck im Alter. Davon betroffen ist vor allem das Herzreizleitungssystem. Herzrhythmusstörungen unterschiedlichster Art können die Folge sein.

Im Röntgen-Lungen-Bild zeigen sich im Alter vor allem bei Parkinson-Patienten eine zunehmende Kyphose (Buckelbildung) sowie eine verknöchernde und schrumpfende Wirbelsäule mit Sinterung (Zusammensacken) von Wirbelkörpern. Die maximale Ein- und Ausatmung ist bis zu 50% vermindert. Dies bedingt bei Patienten mit Morbus Parkinson eine verschlechterte Narkoseführung, die eine Narkose einschränken kann, aber nicht verhindern muss.

Das hohe Lebensalter stellt an die Lebensführung besondere Erwartungen. Leider sieht man immer wieder eine erhöhte Rate von Alkohol und die Einnahme einer Vielzahl von Medikamenten wie Betablockern und Beruhigungsmitteln, die oft nicht erforderlich sind. Insbesondere die unzureichende Flüssigkeitsaufnahme – alte Menschen tendieren dazu, nicht ausreichend zu trinken – führt zu einem Anstieg des Hämatokrits, dem Anteil der roten Blutkörperchen im Blut. Dies bewirkt eine erhöhte Rate von Thrombosen und damit Herzinfarkte, Schlaganfälle und Niereninfarkte. Die Risikoabschätzung vor einer Operation konzentriert sich auch auf eine ausreichende Kalorienzufuhr und eine physikalische Therapie.

Die Aufenthaltsdauer im Krankenhaus ist abhängig von der Erkrankung und dem Zustand des Parkinson-Patienten sowie den Begleiterkrankungen. Prinzipiell kann man sagen, dass der Patient bei kleineren oder mittelschweren Operationen eine Woche bis zehn Tage im Krankenhaus verbleiben muss. Bei größeren Eingriffen ohne Aufenthalt auf einer Intensivstation sind zwei bis drei Wochen Krankenhausaufenthalt einzuplanen. Ist es zu einer Fraktur gekommen – insbesondere osteoporotisch bedingten Frakturen – oder wurde ein Tumor diagnostiziert, sind die notwendigen Untersuchungen von dem niedergelassenen Allgemein- oder Facharzt bzw. die operationsvorbereitenden Untersuchungen im Krankenhaus durchzuführen. Diese Untersuchungen folgen einem für das jeweilige Fachgebiet und für die jeweilige Erkrankung mit den wissenschaftlichen Fachgesellschaften abgestimmten Routineplan. Davon kann und muss abgewichen werden, wenn es die Erkrankung und der Patient in seiner individuellen Situation erfordern. Nach der Operation sind die schnelle Mobilisation und der Kostaufbau entscheidend. Durch die modernen Narkoseformen und schmerztherapeutischen Anwendungen können Patienten viel früher mobilisiert werden. Es hat sich allgemein bestätigt, dass bessere nachoperative Therapieerfolge erzielt werden, je kürzer der Patient im Krankenhaus verbleibt.

# Unfallchirurgie und Orthopädie

## Schultergürtel und obere Extremität

Die häufigsten Brüche (Frakturen) der Arme oder Hände im Alter sind der schulternahe Oberarmbruch und der handnahe Radiusbruch („Handgelenksbruch"). Der Oberarmbruch ist Folge eines einfachen Sturzes aus dem Stand nach schräg vorne mit kaum wahrgenommenem Anprall auf die Schulter. Ältere Frauen sind am häufigsten betroffen. Bei ihnen begünstigt die Osteoporose, eine altersbedingte Demineralisierung des Knochens, die Sturzgefahr. Parkinson-Patienten sind durch die krankheitsbedingte Gangstörung ebenfalls stärker gefährdet. Symptome eines Oberarmbruches sind eine schmerzbedingte Bewegungseinschränkung der Schulter, oft auch ein Bluterguss an der Innenseite des Oberarmes. Die Diagnose wird durch eine Röntgenuntersuchung gesichert.

Häufig sind die Bruchstücke nur wenig gegeneinander verschoben und werden durch die umgebende Muskulatur stabilisiert. Dadurch können die Oberarmbrüche relativ einfach behandelt werden: Der Arm wird kurzzeitig unter Schmerzmittelgabe ruhiggestellt; daran schließt sich eine krankengymnastische Therapie mit Pendelübungen sowie passiven und aktiven Bewegungsübungen an.

Eine Woche nach Beginn der krankengymnastischen Übungen sollte die Stellung der Bruchenden zueinander radiologisch kontrolliert werden, um ein Auseinanderweichen der Bruchstücke auszuschließen. Wenn die Knochenbruchstücke um mehr als 1 cm auseinandergewichen sind oder eine Fehlstellung von mehr als 45° vorliegt, muss operiert werden.

Der „Handgelenksbruch", die distale Radiusfraktur, ist die häufigste Fraktur des Menschen überhaupt. Auch ihre Häufigkeit steigt mit zunehmendem Alter osteoporosebedingt an. 80 % aller Betroffenen sind Frauen über 50 Jahre. Ursache ist meist ein Sturz auf die überstreckte Hand, seltener auf die gebeugte Hand. Zu erkennen ist der Handgelenksbruch in der Regel an einer schmerzhaften Schwellung des Handgelenks in einer typischen Fehlstellung mit eingeschränkter Beweglichkeit. Die Diagnose erfolgt durch eine Röntgenaufnahme in zwei Ebenen. Zur Behandlung wird das Handgelenk, gegebenenfalls nach Einrichtung des Bruches in örtlicher Betäubung, in den meisten Fällen für 3–4 Wochen eingegipst. Die Heilung wird durch regelmäßige Röntgenaufnahmen kontrolliert. Nach Abnahme des Gipses folgen krankengymnastische Übungen.

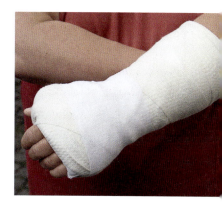

Wenn der Bruch instabil ist oder sich nicht einrichten lässt, muss operiert werden. Dadurch sollen eine ausreichende Beweglichkeit des Handgelenks in Streckung, Beugung und Unterarmdrehung sowie ein fester Griff wiederhergestellt werden.

## Kopf-, Wirbelsäulen- und Beckenverletzungen

Ursache der Kopf-, Wirbelsäulen- und Beckenverletzungen sind meist Stürze oder Verkehrsunfälle. Neben den häufig auftretenden Kopfverletzungen durch arteriosklerotisch bedingte Gefäßveränderungen mit nachfolgendem Sturz wird die häufigste Form der Wirbelkörperverletzungen durch Auffahrunfälle hervorgerufen. Die Ursache der Beckenverletzungen sind oft schwere Unfälle. Alle diese Brüche müssen operativ versorgt werden und sollten in einem dafür vorgesehenen Zentrum behandelt werden. Entscheidend sind die Rehabilitation nach der Operation in einer dafür vorgesehenen Klinik und die ausreichend lang andauernde physiotherapeutische Behandlung, um Versteifungen zu vermeiden. Bei Parkinson-Patienten treten Stürze und die oft nachfolgenden Lungenentzündungen deutlich häufiger als bei anderen Erkrankten auf. Wichtig ist auch hier die Vorsorge, um solch schwerwiegende Verletzungen möglichst zu vermeiden.

Degenerative Erkrankungen führen in der Wirbelsäule häufig zu Verknöcherungen und Wirbelkörperfrakturen. Im Alter kommt es außerdem häufig zu Verschleißerkrankungen und Bandscheibenveränderungen. Durch den Einriss des Faserrings der Bandscheibe löst sich der Kern der Bandscheibe aus seiner Verankerung und drückt auf die Nervenwurzel mit starken bis stärksten Schmerzen. Die Bandscheibenvorfälle im Lumbalbereich in Höhe des 4. oder 5. Kreuzwirbels stellen die häufigste Form dar. Bei Gefühlsstörungen oder Kribbeln im Bein und einem vom Rücken in das Bein ausstrahlendem Schmerz ist die Diagnose schnell gestellt. Häufig treten zuerst Kreuzschmerzen auf, die im weiteren Verlauf Gefühlsstörungen oder Lähmungen mit sich bringen. Diese Schmerzen können stark ausgeprägt sein und durch gängige Schmerzmittel schlicht und ergreifend nicht therapiert werden.

Die Bandscheibenvorfälle sind in zweifacher Hinsicht bedeutend, weil sie erstens den Patienten derart behindern, dass er seine täglichen Arbeiten nicht mehr verrichten kann. Zweitens lösen sie durch eine Reizung mit Druck auf die Nervenwurzel zuerst Schmerzen aus, führen durch komplettes Abdrücken des Nervs zu seiner Zerquetschung und schließlich zu seinem endgültigen Verlust. Dann kann der Nerv keine Reize und Empfindungen mehr fortleiten. Spätestens zu diesem Zeitpunkt muss unbedingt operiert werden. Dabei wird die eingeklemmte Nervenwurzel freigelegt und entlastet. Das vorgefallene Bandscheibengewebe wird entfernt. Entscheidend ist die Krankengymnastik, die nach der Operation durchgeführt werden muss und ein Leben lang anhalten sollte.

## Fuß und untere Extremität

An der unteren Extremität treten beim alten Menschen die hüftgelenksnahen Frakturen am häufigsten auf. Sie werden durch die altersbedingte Kalksalzminderung des Knochens, Osteoporose, begünstigt, sodass in der Regel ein einfacher Sturz aus dem Sitz oder Stand genügt, um eine Oberschenkelhalsfraktur herbeizuführen. Ältere Menschen und vor allem Parkinson-Patienten sind durch Störungen des Gleichgewichtssystems, der Koordination und durch Gangunsicherheiten hier besonders sturz- und damit frakturgefährdet. Typisches Symptom einer Oberschenkelhalsfraktur ist ein verkürztes und nach außen gedrehtes Bein bei aufgehobener Belastbarkeit und stark eingeschränkter Beweglichkeit. Bei stabilen eingestauchten Schenkelhalsfrakturen kann die Gehfähigkeit jedoch auch erhalten sein. Die Diagnose erfolgt sehr einfach über eine Röntgenaufnahme. Bei einigen Formen der Brüche kann eine Computertomografie zur Diagnosesicherung nötig sein. Schenkelhalsfrakturen mit nahezu horizontal verlaufender Bruchlinie können ohne OP versorgt werden, dagegen muss der Bruch bei allen anderen Frakturformen operativ stabilisiert werden.

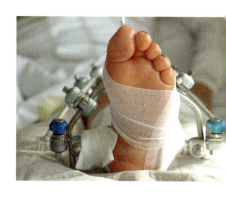

Bei jüngeren Patienten soll in erster Linie das Hüftgelenk erhalten werden. Deshalb muss aufgrund der gestörten Hüftkopfdurchblutung eine Notfalloperation innerhalb der ersten sechs Stunden durchgeführt werden. Bei älteren Patienten und Morbus Parkinson dagegen steht die belastungsstabile Versorgung innerhalb der ersten 24 Stunden im Vordergrund, damit die Patienten rasch wieder mobilisiert werden und das Bein voll belasten können. Längere Entlastungsphasen und Bettlägerigkeit sollen möglichst vermieden werden, um die Gefahren einer Lungenentzündung, einer Venenthrombose, einer Lungenembolie oder einer Dekubitusbildung zu vermindern. Daher werden ältere Patienten mit einer Oberschenkelhalsfraktur mehr und mehr mit einem neuen Hüftgelenk versorgt. Der Einsatz von Hüftgelenksprothesen wie die „dynamische Hüftschraube" oder spezielle „Nagelsysteme" erfordern aufgrund der reduzierten Knochenqualität eine besonders für die Parkinson-Patienten kaum einzuhaltende (Teil-)Entlastung. Wird dagegen eine „zementierte Totalendoprothese" (kompletter Hüftgelenksersatz) verwendet, kann das Hüftgelenk sofort wieder belastet werden. Häufig werden ältere Patienten mit einer zementierten Duokopfprothese (Bipolarprothese) versorgt. Dadurch kann die Operationsdauer verkürzt werden. Besteht allerdings ein stärkerer Hüftgelenkverschleiß, sollte die Gelenkpfanne ebenfalls ersetzt werden.

Die häufigste Fraktur der unteren Extremität ist die Sprunggelenksfraktur. Die Ursache ist ein Umknicken des oberen Sprunggelenks nach innen

(Supination) oder außen (Pronation). Eine grobe Fehlstellung sollte zur Schonung von Nerven, Gefäßen und Weichteilen noch am Unfallort eingerenkt werden. Als typische Symptome für eine Sprunggelenksfraktur gelten die sofortige Belastungsunfähigkeit, Schwellung im Knöchelbereich sowie knöcherner Druckschmerz über der Wadenbeinspitze oder dem Innenknöchel.

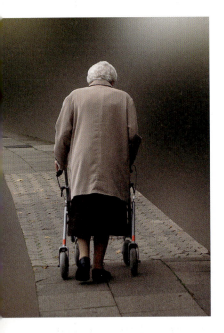

Genaue Informationen über den Unfallhergang sowie ein Röntgenbild in zwei Ebenen des Sprunggelenks erlauben eine Einteilung des Bruches in verschiedene Bruchformen. Während einige Brüche durch Ruhigstellung behandelt werden können, sollten alle anderen Frakturen operiert werden. Das Wadenbein wird dabei in der Regel zusätzlich zur Anlage einer bruchstabilisierenden Zugschraube verplattet, der Innenknöchel verschraubt und mit einer Zuggurtung versehen. Die Nachbehandlung erfolgt, abhängig von Stabilität und Ausmaß der Versorgung, entweder unter kompletter Entlastung für sechs Wochen oder unter Teilbelastung. Weil bei Patienten mit Diabetes mellitus und/oder Polyneuropathie das Risiko von Wundheilungsstörungen bis hin zu Knocheninfektionen bei Sprunggelenksfrakturen stark erhöht ist, werden hier in letzter Zeit mehr und mehr nichtoperative Versorgungsstrategien diskutiert.

# Herz- und Gefäßchirurgie

## Koronare Herzerkrankung

Über 1 Mio. Menschen in Deutschland leiden an einer koronaren Herzerkrankung und 150 000 davon erleiden pro Jahr einen tödlichen Herzinfarkt. 500 bis 1 000 Patienten pro 1 Mio. Einwohner haben eine Herzerkrankung, die operativ behandelt werden muss. Die Ursache der Herzkranzgefäßerkrankung liegt in einem defekten, oft verengten Stromgebiet der Herzkranzgefäße. Aus der Hauptschlagader entspringen eine rechte und eine linke Herzkranzarterie, die zu den sogenannten funktionellen Endarterien gehören. Bei einem Verschluss dieser Arterien gibt es also keinen Umgehungs- oder Kollateralkreislauf. Die Gebiete, die von diesen Arterien mit Sauerstoff versorgt werden, sterben unwiderruflich ab, wenn diese Arterien verschlossen werden.

Die Ursachen der Gefäßwandverengungen der Herzkranzgefäße sind neben einer genetischen Veranlagung vor allem Stoffwechselerkrankungen, erhöhte Fette, Cholesterin, Triglyzeride, das Rauchen, Bluthochdruck, Übergewicht, Diabetes mellitus und Stressfaktoren. Bei Patienten mit Diabetes mellitus, Bluthochdruck, Übergewicht und bei Zigarettenrauchern potenzieren sich die unterschiedlichen Faktoren und führen zu einer schnellen und zunehmenden Verengung der Herzkranzgefäße. Zuerst tritt diese Erkrankungen als eine instabile Angina pectoris auf, also als Schmerzen im Herzen, die meistens in den linken Arm ausstrahlen und die sich dann nach und nach in eine stabile, unter Umständen auch Ruheangina ausweiten. Die Patienten haben sogar in Ruhe Schmerzen, die in den linken Arm, in die linke Schulter oder auch in seltenen Fällen in den Bauch ausstrahlen.

Für die Behandlung ist es zunächst erforderlich, den Ort der Gefäßverengung zu finden. Bei leichten Veränderungen der Herzkranzgefäße gibt es die Möglichkeit der Dilatation, d. h. eine Erweiterung der Gefäße durch die Einführung eines Katheters in die Leistenarterie und Vorschieben des Katheters in die Herzkranzgefäße. An der Engstelle wird von innen heraus ein Ballon aufgeblasen, um die verengte Stelle zu dehnen. Das Volumen der

Herzkranzgefäße kann um ein Vielfaches, bis zu 500% Volumendurchmesser, gesteigert werden. Wenn operiert werden muss, wird eine sogenannte Bypass-Operation durchgeführt, wobei dem Patienten aus den Beingefäßen ein Stück Vene entnommen wird, das zwischen Schlagader und Gefäßen eingesetzt wird. Auf diese Weise wird ein Bypass, eine Umleitung um die Verengung, geschaffen, damit der Herzmuskel wieder optimal durchblutet wird.

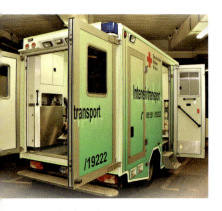

Gefäße zeigen im Alter eine Abnahme der elastischen Fasern, eine vermehrte Verkalkung und Verhärtung. Die Gefäße verengen sich, die Herzklappen werden starrer und arbeiten nicht mehr zuverlässig. Mehr und mehr können heutzutage die Herzkranzgefäßerkrankungen bzw. Herzklappenerkrankungen operativ behandelt werden, sodass auch im hohen Alter sehr gute Erfolge erzielt werden können, ohne eine erhöhte Sterblichkeit aufzuweisen. Auch ausgedehnte Operationen lassen sich bei über 80-Jährigen mit kalkulierbarem Risiko durchführen. Das Risiko herzchirurgischer Eingriffe bei älteren Patienten ist zwar höher, aber akzeptabel. Entscheidend ist die Anzahl der Begleiterkrankungen. In der heutigen Zeit sollte das Alter in der Chirurgie keine vorrangige Rolle mehr spielen, sondern nur das individuelle Risikoprofil des Patienten. Die Chirurgie der Herzkranzgefäße zeigt eine bis ins Alter hin gute Prognose. Studien belegen, dass alten Menschen genauso effektiv geholfen werden kann wie jüngeren. Ebenso kann in der Chirurgie der Halsgefäße alten Menschen mit Morbus Parkinson mit guten Ergebnissen durch eine Operation geholfen werden.

## Thrombose und Embolie

Unter einer Thrombose versteht man den Verschluss einer Arterie (arterielle Thrombose) bzw. einer Vene (venöse Thrombose) durch unterschiedliche Ursachen. Dazu gehören eine Änderung der Blutzusammensetzung, der Blutzellen, Veränderungen der Gefäßwand (z. B. durch Ablagerungen oder Entzündungen) und eine Verlangsamung der Blutströmungsgeschwindigkeit. Der Blutstrom wird behindert und kommt schließlich vollständig zum Erliegen. Während eine arterielle Thrombose meistens auf Tumorerkrankungen bzw. erheblichen Gefäßschädigungen beruht, sind die Auslöser für venöse Thrombosen von unterschiedlicher Natur. Wir unterscheiden zwischen oberflächlichen und tiefen Venenthrombosen, wobei die Thrombosen zum einen eine Folge unseres aufrechten Ganges sind: Das Blut muss von den Zehenspitzen bis zur rechten Herzkammer gepumpt bzw. angesogen werden. Zum anderen arbeiten durch unsere mangelnden sportlichen Aktivitäten die sehr wichtigen Muskelpumpen ungenügend, sodass das Blut nur unzureichend zum Herz gepumpt wird. Im Alter lässt zudem die Elastizität der Gefäßwände nach, sodass die Venenklappen der tiefen Venen nicht mehr richtig funktionieren und das Blut nicht mehr daran hindern zurückzuströmen. Die Folgen sind ein verminderter Puls, anormale Körperempfindungen (Parästhesien), neurologische Ausfälle und ein Druck, später ein Schmerzgefühl im Fußbereich.

Die Therapie der Wahl ist eine rechtzeitige Prävention, d. h. ausreichend Sport sowie bei längerem Sitzen oder Bettlägerigkeit vor und nach Operationen eine Therapie mit Heparin. Bei einer akuten Thrombose steht neben operativen Verfahren mehr und mehr die medikamentöse Beseitigung des Thrombus im Vordergrund.

Eine Embolie wird durch die Verschleppung eines Zellklumpens oder bei Unfällen von Fettzellen verursacht und kann ebenfalls zu einer teilweisen oder kompletten Verengung der Gefäße führen. Werden verklumpte Blutzellen aus den tiefen Beinvenen verschleppt, die in die Herzkammer eintreten und von dort in die Lungenarterie gelangen können, besteht die Gefahr einer Lungenembolie, bei der Lungenareale unzureichend belüftet werden. Wie bei der Thrombose ist die beste Therapie die Prävention.

## Urologie

Urologische Probleme sind bei älteren Patienten nicht ungewöhnlich. Im Alter treten beim Mann Harnabflussstörungen durch Prostatavergrößerungen und bei der Frau Inkontinenzprobleme auf. Nach wie vor bildet das Prostatakarzinom den häufigsten bösartigen Tumor in der urologischen Diagnostik und hat zurzeit in Deutschland das Lungenkarzinom überholt. Es ist damit das mit Abstand häufigste Karzinom beim Mann.

> Vor allem bei Parkinson-Patienten zeigt sich ein vermehrtes Auftreten von Prostatakarzinomen, ähnlich wie das Brustkrebsrisiko bei Frauen mit Parkinson erhöht ist.

Bei den häufig auftretenden Blasen- und Harnröhrenentzündungen sind die Breitspektrum-Penicilline Ampicillin, Amoxicillin und Piperacillin sowie Sulfonamide Sulfometoxazol und Trimethropin die Mittel der Wahl; Doxycyllin aus der Gruppe der Tetrazykline gilt als Ausweichmedikament. Bei den Harnwegsantiseptika ist Nitrofurantoin das bevorzugte Medikament, Chlorhexidin als Desinfektionsmittel bei Katheterträgern.

Bei der benignen Prostatahyperplasie (BPH) wird immer wieder der Einsatz von pflanzlichen Medikamenten wie Kürbissamen, Brennnesselwurzel und Beta-Sitosterin empfohlen. Eine Wirkung ist allerdings nicht sicher nachgewiesen. Als Schmerzmittel im Bereich der Nieren- und Harnwegserkrankungen bewähren sich vor allem Metamizol, Novalgin und Buscopan sowie zur Beruhigung (Sedierung) Diazepam.

## Harnabflussstörungen

Harnabflussstörungen führen zu einem akuten Harnstau mit erhöhtem Druck auf den Harnleiter und sind eine häufige Diagnose innerhalb der urologischen Erkrankungen. Die Ursachen können eine einseitige Abflussstörung oder aber Schrumpfnieren sein. Durch Ultraschall bzw. Röntgenuntersuchungen in Form einer Ausscheidungsurografie können die Ursache und die Höhe der Abflussbehinderung bestimmt werden. Die Harnabflussstörung äußert sich in einer Nierenkolik, wobei die häufigste Störung ein Harnleiterstein ist. Andere Möglichkeiten der Abflussstörung sind Anomalien, meist seit der Kindheit vorhanden, oder aber tumoröse Veränderungen mit Primärtumoren oder Metastasen, die auf die ableitenden Harnwege drücken und damit eine Stauung hervorrufen. Gegebenenfalls ist es notwendig, den Harnleiter retrograd, d. h. durch die Harnröhre, zu schienen und den Patienten antibiotisch zu behandeln.

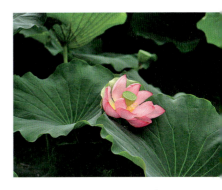

Die Harninkontinenz bei der Frau zeigt sich am häufigsten als Stressinkontinenz aufgrund einer Beckenbodenschwäche, entweder altersbedingt oder als Folge mehrerer Geburten. Durch eine Verminderung der Östrogenproduktion in den Wechseljahren lässt die Spannung der Blasenhalsmuskulatur nach und es kommt zu einer Inkontinenz. Durch moderne chirurgische Verfahren ist es möglich, insbesondere bei Stressinkontinenz durch eine Korrektur des Blasenhalses eine höhere Muskelspannung zu erzeugen, um die Inkontinenz zu beseitigen.

## Prostatatumoren

Die Prostatatumoren unterscheiden sich in gutartige Prostatavergrößerungen (Prostatahypertrophien) und bösartige Prostatakarzinome (Prostatakrebs). Mehr als 90 % der Männer über 80 Jahre leiden an einer gutartigen Prostatavergrößerung, auch Prostatahyperplasie oder Prostataadenom genannt. Diese führt bei vielen Männern zu einer Störung beim Wasserlassen, was aber nicht zwangsweise geschehen muss.

Die letztendliche Ursache ist eine Altersdegeneration sowie eine Hormonveränderung und das vermehrt gebildete Hormon Dihydrotestosteron. Zur Diagnostik werden die transrektale Ultraschalluntersuchung, der rektale Tastbefund sowie die Labor- und die Urindiagnostik und das Prostata-spezifische Antigen zum Ausschluss einer Tumorerkrankung eingesetzt. Die Therapie besteht in der Entfernung der Prostata, gegebenenfalls in einem offenen oder endoskopischen chirurgischen Verfahren.

Differenzialdiagnostisch ist an das Prostatakarzinom zu denken, die häufigste maligne Geschwulst des Mannes. Da über 50% der Erkrankten zum Zeitpunkt der Diagnose bereits Metastasen haben, ist der Knochenschmerz häufig das erste Symptom des Tumors. Neben dem Ultraschall sind kernspintomografische Untersuchungen indiziert. Entscheidend sind die frühzeitige Diagnostik des Tumors und die Entfernung. Zur Frühdiagnose und als Marker wird die Bestimmung des PSA-Wertes aus dem Blut eingesetzt. Falls ein Stadium erreicht ist, in dem der Tumor schon weit gestreut hat und Metastasen im Knochen oder in den Lungen gefunden werden, ist eine Strahlentherapie zu empfehlen.

# Augenheilkunde

## Kataraktoperationen – „Star-Operationen"

Die häufigsten Augenerkrankungen im Alter sind die Katarakte oder „Star"-Erkrankungen. Bei einem Katarakt kommt es zu einer Linsentrübung, auch „grauer Star" genannt, die zentral, ringförmig oder nur an einem Pol – dem vorderen oder hinteren Pol – entstehen kann. Die Patienten beschreiben ein zunehmendes Blendungsgefühl und besseres Sehen in der Dämmerung durch eine weitere Pupille. Bei dem Katarakt handelt es sich um eine Zerklüftung in der vorderen Rinde der Linse und eine Vergrößerung der Linse durch eine starke Wasseraufnahme. Die geschwollene Linse kann die Iris nach vorne pressen und so ein Winkelblockglaukom – den sogenannten „grünen Star" – auslösen. Weitere Folgen des Katarakts sind die Verflüssigung der Linse und die fortschreitende Linsentrübung. Kataraktakterkrankungen sehen wir insbesondere bei Diabetes mellitus, bei langandauernder Kortisontherapie nach Organtransplantationen, bei Muskelschwund sowie bei Neurodermitis. Die Therapie besteht in der Linsenentfernung (Kataraktextraktion), wobei entweder die Linse entfernt wird, die Kapsel aber stehen bleibt, oder aber die Linse mit allen Linsenbestandteilen bis auf die hintere Linsenkapsel entfernt wird. Die Risiken rund um eine Operation sind bei Parkinson-Patienten etwas höher als in einer gesunden Kontrollgruppe. Nach der Linsenentfernung wird entweder eine Starbrille mit einem Konvexglas mit ca. 12 Dioptrien verschrieben oder die entfernte Linse wird durch eine moderne bewegliche Augenlinse ersetzt.

## Der grüne Star

Der grüne Star, auch Glaukom genannt, ist keine Erkrankung mit einer Einzelursache, sondern ein Sammelbegriff für verschiedene Krankheiten, die alle eine Erhöhung des Augeninnendrucks zur Folge haben. Am äußersten Rand des Auges wird von dem Ziliarmuskel das Kammerwasser, eine klare

Flüssigkeit, produziert und in der hinteren Augenkammer ausgeschieden. Es umfließt die Iris, tritt dann in die vordere Augenkammer ein und fließt durch den Schlemm-Kanal über den Kammerwinkel in die augennahen Venen ab. Dadurch wird eine fortlaufende Spülung der Iris, der hinteren und der vorderen Augenkammer gewährleistet. Ist dieser Abfluss, d.h. der Kammerwinkel, blockiert, steigt der Flüssigkeitsdruck im Augeninneren und der sogenannte grüne Star entsteht. Der steigende Augeninnendruck kann auf Dauer den Sehnerv schädigen und zur Erblindung des Patienten führen. Für die Diagnose ist die Weite des Kammerwinkels, durch den das Kammerwasser abfließt, von Bedeutung.

Prinzipiell unterscheidet man verschiedene Glaukomvarianten, wobei die häufigsten Ursachen verschließende Entzündungen des Ziliarmuskels, diabetische Erkrankungen, Entzündungen oder Gefäßverengungen sein können. In seltenen Fällen sind Tumore Auslöser der Glaukome. Die Symptome sind oft heftige Kopfschmerzen, Übelkeit, Brechreiz, Erbrechen, Schüttelfrost, starke Lichtscheu und Lidschwellungen. Der Druckanstieg setzt sich in das hintere Auge fort, sodass die Netzhaut (Retina) dort, wo die empfindlichen sensorischen Fortleitungen in das Zentralnervensystem beginnen, geschädigt wird. Durch den Druck auf die Netzhaut entsteht in ihr eine Unterversorgung mit Blut, und es kommt zu einem irreversiblen Absterben der Netzhaut. Bei einem akuten Glaukom-Anfall wird der Patient mit Pilocarpin oder Diamox behandelt, bei fortbestehendem Glaukom muss das Auge operiert werden.

> Einige Parkinson-Medikamente können zu einer Erhöhung des Augeninnendrucks führen. Deshalb sollten Sie Ihren Neurologen über eine derartige Augenerkrankung informieren.

# Anhang

# Internet-Links

## Kompetenznetz Parkinson

www.kompetenznetz-parkinson.de
www.kompetenznetz-parkinson.de/Mitglieder/studiengruppe.html
(German Parkinson Study Group, GPS – Partner für klinische Studien)

## Verbände

### national

www.parkinson-vereinigung.de
www.psp-gesellschaft.de/startseite/

### international

www.parkinson.org (weltweit)
www.parkinson.ch (Schweiz)
www.apdaparkinson.org (USA)
www.michaeljfox.org (USA)
www.parkinson.ca (Kanada)

Anhang

## Therapie

www.neurochirurgie-uni-goettingen.de
(Neurochirurgische Abteilung der Universitätsmedizin Göttingen)
http://www.parkinson-web.de/content/behandlung/medikamentoese_therapie/index_ger.html
(Übersicht zur medikamentösen Behandlung der Parkinson-Erkrankung)
http://www.dgn.org/leitlinien-online-2012/inhalte-nach-kapitel/2346-ll-09-2012-parkinson-syndrome-diagnostik-und-therapie.html
(Leitlinien für die Therapie der Parkinson-Syndrome der Deutschen Gesellschaft für Neurologie)

## Forschung

www.parkinson-gesellschaft.de
(Webseite der wissenschaftlichen Gesellschaft für Parkinson in Deutschland)
www.ninds.nih.gov/parkinsonsweb/index.htm
(Webseite zur Parkinson-Forschung/englisch)
www.michaeljfox.org
(Webseite der Michael J. Fox-Stiftung für Parkinson, USA und weltweit)
https://foxtrialfinder.michaeljfox.org/
(Webseite für klinische Studien)

## Online-Selbsthilfegruppen

www.parkinson-club-u40.de
(Selbsthilfegruppe Club U40: Junge Parkinsonkranke)
www.parkins-on-line.de
(Verein, der Homepage, Forum und Parkinson-Selbsthilfe-Chat betreibt. Die Angebote des Vereins können auch von Nichtmitgliedern anonym genutzt werden.)
www.parkinson-netz.de
(Das Parkinson-Netz ist eine freie Online-Selbsthilfegruppe; Schwerpunkte: Grundlageninformationen zu Morbus Parkinson, Ideen und Tipps zum Leben mit Parkinson.)
www.parkinsonszene.de
(jeden Tag ab 21 Uhr Chat)
www.jung-und-parkinson.de
(Verein Jung und Parkinson)
www.impotenz-selbsthilfe.de
(viele Männer mit Parkinson leiden an erektiler Dysfunktion)
www.forsea.de
(Forum selbstbestimmte Assistenz behinderter Menschen)
www.parkinson-sh.at
(Parkinson-Selbsthilfe in Österreich)

# Adressen

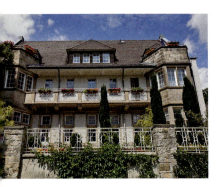

## Paracelsus-Elena-Klinik

**Klinikadresse:**
Paracelsus-Elena-Klinik
Klinikstr. 16
34128 Kassel
Tel: 0561-6009-0
Fax: 0561-6009-139
www.paracelsus-kliniken.de/kassel

Auf der Homepage stehen folgende **Informationsflyer** zum Download bereit:
- Apomorphin
- Depression
- Multisystematrophie
- Progressive supranukleäre Blickparese (PSP)
- Restless-Legs-Syndrome
- Schluckstörungen
- Sprechstörungen
- Sturzprophylaxe
- Tiefenhirnstimulation

www.denopa.de (De Novo Parkinson: Die Langzeitstudie der Paracelsus-Elena-Klinik Kassel)

**Sprechübungs-CD und Broschüre für Parkinson-Patienten (Petra Benecke):**
Gegen einen Unkostenbeitrag von 6,00 € (inkl. Porto + Verpackung) schicken wir Ihnen gerne die Übungs-CD zu, die Broschüre erhalten Sie für 4,00 €.
Bezugsquelle: Paracelsus-Elena-Klinik, Abteilung Logopädie, Klinikstr. 16, 34128 Kassel
Bitte senden Sie uns kein Bargeld oder Briefmarken. Sie erhalten mit der Lieferung eine Rechnung.

## Deutsche Parkinson-Vereinigung e. V.

**Adresse:**
Deutsche Parkinson-Vereinigung e. V.
Moselstr. 31
41464 Neuss
Tel: 02131–740270
Fax: 02131–45445
www.parkinson-vereinigung.de

Folgende Ratgeber sind über die dPV erhältlich:
- Gesunde Ernährung
- Halluzinationen und Psychosen bei Parkinson-Patienten
- Pflegehinweise bei Parkinson
- Parkinson bei jungen Menschen
- Parkinson und Anästhesie
- Osteoporose bei Menschen mit Parkinson
- PSP
- Diagnose Parkinson – und doch geht es weiter
- Sozialleistungen
- Blasenfunktionsstörungen bei Menschen mit Parkinson
- Reisen mit Parkinson
- Die Multisystematrophie – MSA
- Patientenverfügung

# Literatur

Böckler D, Schumacher H, Allenberg JR. Gefäßchirurgie im Alter. Chirurg 2005; 76: 113–25.

Brand S, Dodel M, Hautzinger M et al. Depression bei M. Parkinson. Nervenarzt 2007; 78 (6): 715–28.

Dubiel H. Tief im Hirn. München: Kunstmann 2006.

Eggert KM, Oertel WH, Reichmann H et al. Extrapyramidalmotorische Störungen, Parkinson-Syndrome: Diagnostik und Therapie. In: Kommission „Leitlinien der Deutsche Gesellschaft für Neurologie", Diener HC, Putzki N, Berlit P et al. (Hrsg.). Leitlinien für Diagnostik und Therapie in der Neurologie. 4. überarb. Aufl. Stuttgart: Thieme 2008; 82–112.

Eggert KM, Schrader C, Hahn M et al. Continuous jejunal levodopa infusion in patients with advanced parkinson disease: practical aspects and outcome of motor and non-motor complications. Clin Neuropharmacol 2008; 31 (3): 151–66.

Engelhard K, Werner C. Der alte Patient in der Anästhesiologie – Postoperatives kognitives Defizit bei älteren Patienten. Anästhesiol Intensivmed Notfallmed Schmerzther 2008; 9: 606–13.

Fufii T, Nakabayashi T, Hashimoto S, Kuwano H. Successful perioperative management of patients with Parkinson's disease following gastrointestinal surgery: report of three cases. Surg Today 2009; 39: 807–10.

Gassel HJ, Meyer D, Sailer M, Thiede A. Nichtonkologische Viszeralchirurgie im Alter. Chirurg 2005; 76: 35–42.

Hilker R, Benecke R, Deuschl G, Fogel W et al.; und die Deutsche AG Tiefe Hirnstimulation. Tiefe Hirnstimulation bei M. Parkinson: Empfehlungen der Deutschen Arbeitsgemeinschaft Tiefe Hirnstimulation. Nervenarzt 2009; 80 (6): 646–55.

Högl B, Wetter TC, Trenkwalder C. Pathophysiologie, Klinik und Therapie von Schlafstörungen beim Morbus Parkinson. Nervenarzt 2001; 72: 416–24.

Kalenka A, Hinkelbein J. Anästhesie bei Patienten mit Parkinson-Erkrankung. Anaesthesist 2005; 54: 401–11.

Klein C, Schneider SA, Lang AE. Hereditary Parkinsonism: Parkinson disease look-alikes – an algorithm for clinicians to „PARK" genes and beyond. Mov Disord 2009; 24 (14): 2042–58.

Krukemeyer MG, Möllenhoff G. Endoprothetik. Berlin: De Gruyter Verlag 2009.

Krukemeyer MG, Pflugmacher I, Spiegel HU. Indikation zur Operation aus chirurgischer und juristischer Sicht. Unfallchirurg 2007; 10: 6–9.

Ludwig E, Annecke R. Der große TRIAS-Ratgeber Parkinson-Krankheit: Alles über Ursachen und Behandlung. Aktiv bleiben im Alltag. Mit vielen Sprech- und Bewegungsübungen für zu Hause. Stuttgart: Trias 2007.

Mollenhauer B, Trautmann E, Sixel-Döring F et al.; DeNoPa Study Group. Nonmotor and diagnostic findings in subjects with de novo Parkinson disease of the DeNoPa cohort. Neurology 2013; 81: 1226–34.

Müller MC, Jüptner U, Wüllner U et al. Parkinson's disease influences the perioperative risk profile in surgery. Arch Surg 2009; 394: 511–5.

Müller S, Krause N, Schmidt M et al. Kognitive Dysfunktionen nach abdominal-chirurgischen Operationen bei älteren Patienten. Z Gerontol Geriat 2004; 37: 475–85.

Nebel A, Deuschl G. Dysarthrie und Dysphagie bei Morbus Parkinson. Stuttgart: Thieme 2008.

Nicholson G, Pereira AC, Hall GM. Parkinson's disease and anaesthesia. Br J Anaesth 2002; 89: 904–16.

Olanow CW, Rascol O, Hauser R et al.; ADAGIO Study Investigators. A double-blind, delayed-start trial of rasagiline in Parkinson's disease. N Engl J Med 2009; 361 (13): 1268–78.

Palmer RM. Perioperative care of the elderly patient: An update. Cleve Clin J Med 2009; 76 (4): 16–21.

Pan-Montojo F, Anichtchik O, Dening Y et al. Progression of Parkinson's disease pathology is reproduced by intragastric administration of rotenone in mice. PLoS One 2010; 5 (1): e8762.

PD Med Collaborative Group. Long-term effectiveness of dopamine agonists and monoamine oxidase B inhibitors compared with levodopa as initial treatment for Parkinson's disease (PD Med): a large, open-label, pragmatic randomised trial. Lancet, published online June 2014. doi: 10.1016/S0140-6736(14)60683-8.

Pohl P, Brüggemeier M. Ergotherapie bei Morbus Parkinson. Idstein: Schulz-Kirchner Verlag 2007.

Preston SD, Southall ARD, Nel M. Geriatric surgery is about disease, not age. J R Soc Med 2008; 101: 409–15.

Redecker C (Hrsg.). Trensdermales Rotigotin bei Morbus Parkinson und Restless Legs Syndrom. Stuttgart: Thieme, 2010.

Riedel O, Klotsche J, Spottke A et al. Frequency of dementia, depression, and other neuropsychiatric symptoms in 1,449 outpatients with Parkinson's disease. J Neurol 2010; 257: 1073–82.

Rosenthal R, Zenilmann M. Surgery in the elderly. In: Townsend C, Beauchamps R (eds). Textbook of Surgery. Philadelphia: Elsevier 2004; 226–46.

Sandmann-Keil D, Braak H. Zur postmortalen Diagnose des idiopathischen Morbus Parkinson. Pathologe 2005; 26: 214–20.

Siebert HR, Beck A. Unfallchirurgie im Alter. Chirurg 2005; 76: 139–50.

Schuepbach WMM, Rau J, Knudsen K et al., for the EARLYSTIM Study Group. Neurostimulation for Prakinson's Disease with early motor complications. N Engl J Med 2013; 368: 610–22.

Standop J, Jüptner U, Müller MC et al. Postoperative Komplikationen bei Patienten mit Parkinson'scher Krankheit – Medizinische und ökonomische Aspekte. Akt Neurol 2008; 35: 285–9.

Strzelczyk A, Möller JC, Stamelou M et al. Atypische Parkinson-Syndrome. Nervenarzt 2008; 79 (10): 1203–22.

Trenkwalder C, Boesch S, Ceballos-Baumann A et al. Intermittierende Apomorphin-Injektionen als Rescue-Therapie beim fortgeschrittenen M. Parkinson. Nervenarzt 2008; 79 (4): 475–9.

Wenzel S, Mollenhauer B, Trenkwalder C. Diagnostik und Therapie von Parkinson-Demenz in der klinischen Praxis. Nervenarzt 2006; 77 (12): 1439–43.

Wiedemann D, Bernhard D, Laufer D, Kocher A. The Elderly Patient and Cardiac Surgery – A Mini-Review. Gerontology 2010; 56: 241–9.

Wolters A, Benecke R. Diagnose und Therapie von Tremor bei der Parkinson-Erkrankung und Essentiellem Tremor. MMW Fortschr Med 2007; 149 (Suppl 2): 94–6.

# Sachverzeichnis

## A

Acetylcholin 31f.
Akinese 11, 67
Akkommodationsstörung 8
Alien-limb-Phänomen 47
Alpha-Synuklein 29, 40
Altersverteilung 3
Alzheimer-Erkrankung 50
Amantadin 67
Anästhesie 111
Angina pectoris 119
Anticholinergika 70
Antriebsminderung 14
An-/Auskleiden 101
Apomorphin 65, 72f.
– Nebenwirkungen 66
Apraxie 47f.
Atrophie 51
Ausgehen 101
Autofahren 107f.

## B

Bandscheibenvorfall 116
Behindertenausweis 103f.
Berufstätigkeit 103
Bewegungsstörungen 11–13, 38
BIG-Therapie 82
Blasenstörung 15
Blicklähmung/-parese
  s. Progressive Supranukleäre Blickparese
Blutdruckregulationsstörungen 6, 38

Botenstoffe 31f.
Botulinumtoxin 43, 50
Bradykinese s. Akinese
Budipin 68

## C

CBD s. Kortikobasalganglionäre Degeneration
COMT-Hemmer 69
Craniale Computertomografie (CCT) 20

## D

DaTSCAN 21–23
Demenz 50f., 86
Depression 14, 85
Diagnose 9, 19–25
– Hauptsymptome 13
Diagnoseschock 85, 89
DLB s. Lewy-Körper-Erkrankung
Dopamin 21–23, 26f., 31f.
Dopamin-Agonisten 65–67
– Nebenwirkungen 65f.
– Retardpräparate 66
Dopamin-Antagonisten 54
Dopamin-Mangel 18, 26, 32
Doppelbilder 7, 43
Drug-Honeymoon-Phase 86
Dual-Hit-Theorie 27
Duodopa 73f.
Dyskinesie 64, 70f.
Dystonie 38f.

## E

Embolie 121
Entacapon 69
Erektionsstörung 15
Ergotherapie 36, 57
Ernährung 97–100

## F

Fahreignungstest 107f.
Feinmotorik 11, 47–49
Freezing 78

## G

Gaucher-Erkrankung 30
GBA-Gen 30
Gedächtnisstörungen 16, 86
Gehirn 19–23, 26–28
Genetik 28–30
Gewicht 15
Giftstoffe 32f.
Glaukom 125f.
Gleichgewichtsstörungen 12
Glutamat 31f.
GPI-Stimulation 76

## H

Halluzinationen 51, 92
Handgelenksbruch 114f.
Harnabflussstörungen 122f.
Herzinfarkt 119
Hirnparenchymsonografie (HPS) 23
Hirnschrittmacher 75f., 80f.

## I

Inkontinenz 122f.

## K

Katarakt 125
Kernspintomografie
 s. Magnetresonanztomografie
Knochenbrüche 46, 114–118
Konzentrationsfähigkeit,
 verminderte 16
Kopfverletzungen 115
Koronare Herzerkrankung 119f.
Kortikobasalganglionäre
 Degeneration (CBD) 47–50
– Diagnostik 49
– Therapie 49f.
– Verlauf 50
Krankengymnastik 46, 82f.
Krankenhausaufenthalt 112f.
Krankheitsverlauf 34f.
Kriterien, klinische 9

## L

LBD s. Lewy-Körper-Erkrankung
L-Dopa 32, 42, 60–65
– Nebenwirkungen 64
– Wirkfluktuationen 64, 70–74
L-Dopa-Test 80
Lebenserwartung 34
Lebensqualität 59–61, 87f.
Levodopa s. L-Dopa
Lewy-Körperchen 29

# Sachverzeichnis

Lewy-Körper-Erkrankung 50f.
- Diagnostik 50f.
- Therapie und Verlauf 51

Liquorpunktion 53
Logopädie 46, 84
LRRK2-Mutation 29
Lungenembolie 117, 121
Lungenentzündung 115, 117
LSVT-Therapie 84

## M

Magnetresonanztomografie (MRT) 21
MAO-B-Hemmer 68
Medikamentöse Behandlung
- bei Begleiterkrankungen 60, 66
- Dosierung 35f., 64–66
- Ersteinstellung 58f.
- Kombinationstherapie 60f., 72
- Nachlassen der Wirkung 59
- Spätstadium 70f.
- Wirkweise 62

Metoclopramid 54, 66
Mimik, reduzierte 14f.
Multisystematrophie 37–43
- Diagnostik 41
- Verlauf 41f.
- Therapie 42f.

Muskelsteifheit 11
Myoklonien 38, 47

## N

Narkose 111
Nervenzellen 26f., 31–33, 40

Neurodegenerative Erkrankung 4
Neuroleptika 51, 53f.
Neuropsychologische Untersuchung 51, 80
Normaldruck-Hydrocephalus (NPH) 52f
- Diagnostik 52f.
- Therapie und Verlauf 53

## O

Oberarmbruch 114
Oberschenkelhalsbruch 46, 116f.
Obstipation s. Verstopfung
On-off-Phänomen 60, 64, 79,
Operative Therapie 75–81
- Aufklärung des Patienten 75
- Kontraindikationen 79
- Vorteile für den Patienten 78
- Voruntersuchungen 80

Osteoporose 114

## P

Parkin-Gen 29
Parkinson-Syndrom 4
- akinetisch rigides 45
- atypische 4, 37–54
- Durchblutungsstörungen des Gehirns 21, 52
- Frühsymptome 5–8
- medikamenteninduzierte 53f.

Partnerschaft 90–93
Physiotherapie 46
Polyneuropathie 74, 118
Polysomnografie 24f.

Progressive Supranukleäre
  Blickparese (PSP) 43–46
- Diagnostik 45
- Therapie 45f.
Prostatakrebs 122–124
Prostatavergrößerung 122f.
Psychische Begleitsymptome 85f., 91f.
Psychosen 86, 93
Psychotherapie 93

## R
Radiusfraktur s. Handgelenksbruch
Rasagilin 68
Reisen 105f.
Restless-Legs-Syndrom 14f.
Riechstörung 5, 24
Riechtest 24
Rigor 11
Rivastigmin 51
Ruhezittern 10

## S
Schellong-Test 6, 41
Schlaflabor 24f.
Schlaflaboruntersuchung 24f.
Schlafstörungen 5f., 14f.
Schluckbeschwerden 12, 42
Schmerzen 17f.
Schriftveränderungen 12
Schwitzen 16

Sehstörungen 7f., 43f.
Selbsthilfegruppe 89, 91, 131
Selegilin 68
Sexuelle Probleme 92
Sozialer Rückzug 10, 14, 85
Soziale Kontakte 90f., 102
Spiegeltherapie 49
Sporadische Parkinson-Erkrankung 28
Sport 19, 57, 99
Sprechstörung 16, 39, 44
- s. auch Logopädie
Sprunggelenksfraktur 117f.
Stimme 16
STN-Stimulation 76, 78
Stress 87–89
Stridor 42
Sturzprophylaxe 46, 101f.
Substantia nigra 23, 26–28
- hyperechogene 23

## T
Tauopathie 47
Tau-Protein 45, 48
Thrombose 121
Tiefe Hirnstimulation (THS) 75–81
- Lagerung des Patienten 77
- Nachsorge 80f.
- Nebenwirkungen 77
Tolcapon 69
Tremor 10

## Sachverzeichnis

### U
Überbeweglichkeit 61, 70f.
Umweltfaktoren 32f.
Unbeweglichkeit 11

### V
Vererbung 28f.
Verstopfung 7
Vigilanzstörungen 51

### W
Wirbelkörperverletzungen 115
Wirkfluktuationen, Medikamente 70–74

### Z
Zittern 10

Anhang

# Abbildungsnachweise

S. 3, 5, 9, 14, 19, 29, 42, 44, 47, 49, 57, 60, 69, 71, 87, 102, 105, 107, 120, 123 © Walter Paulus; S. 7, 32 Iakov Kalinin © www.fotolia.de; S. 24, 25, 36, 65, 72, 76, 82, 83, 84, 132 Paracelsus-Elena-Klinik Kassel, © Thomas Rosenthal; S. 11 PeJo © www.fotolia.de; S. 12 olly © www.fotolia.de; S. 17, 46 Robert Kneschke © www.fotolia.de; S. 22, 26 © Claudia Trenkwalder; S. 35, 67 Gina Sanders © www.fotolia.de; S. 52 Marco2811 © www.fotolia.de; S. 62 © H. M. Brecht; S. 77 © Veit Rohde; S. 93 Patrizia Tilly © www.fotolia.de; S. 97 © Deutsche Gesellschaft für Ernährung e. V., Bonn; S. 100 Denis Pepin © www.fotolia.de; S. 111 Katrin Außem © www.fotolia.de; S. 115 Pixelwolf2 © www.fotolia.de; S. 117 lisalucia © www.fotolia.de; S. 118 Evelyn Kobben © www.fotolia.de

# Sachbücher bei Schattauer

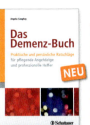

Angela Caughey
## Das Demenz-Buch
**Praktische und persönliche Ratschläge für pflegende Angehörige und professionelle Helfer**

Die Autorin hat sich entschieden, ihren erkrankten Ehemann selbst zu pflegen. Frei von Betroffenheitspathos hat sie in den 12 Jahren der Pflege ein zupackendes, höchst praktisches Buch geschrieben. Es geht auf alle erdenklichen Situationen im Alltag mit dem dementen Menschen würdevoll und zugleich ungeschönt ein.

2014. 304 Seiten, 2 Abb., kart.
€ 24,99 (D) / € 25,70 (A) ISBN 978-3-7945-3086-1

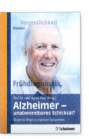

Agnes Flöel (Hrsg.)
## Alzheimer – unabwendbares Schicksal?
**Moderne Wege zu mentaler Gesundheit**

Die Autoren, allesamt renommierte Experten, stellen die neuesten Erkenntnisse zur Entstehung der Krankheit vor. Sie zeigen auf, dass außer der medikamentösen Therapie auch Ernährung, Bewegung und soziale Aktivitäten eine wichtige Rolle spielen, und erläutern, wie man die verschiedenen Therapieelemente einbeziehen kann.

2013. 142 Seiten, 21 Abb., kart.
€ 19,99 (D) / € 20,60 (A) ISBN 978-3-7945-2910-0

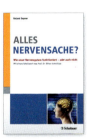

Roland Depner
## Alles Nervensache?
**Wie unser Nervensystem funktioniert – oder auch nicht**

Dieses Buch führt verblüffend anschaulich in die Nervenheilkunde ein. Lassen Sie sich auf einen Ausflug in eine faszinierende Welt mitnehmen und erhalten Sie umfassende Einblicke in unser Nervensystem, seine Erkrankungen und deren Ursachen.

Mit einem Geleitwort von Prof. Dr. Oliver Schöffski
2012. 208 Seiten, 33 vorw. farbige Abb., kart.
€ 24,99 (D) / € 25,70 (A) ISBN 978-3-7945-2887-5

www.schattauer.de
**Schattauer**

# Körper – Seele – Geist bei Schattauer

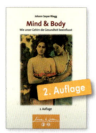

Johann Caspar Rüegg
## Mind & Body
**Wie unser Gehirn die Gesundheit beeinflusst**
Wissen & Leben | Herausgegeben von Wulf Bertram

Wissenschaftlich fundiert, anschaulich und verständlich zeigt Rüegg auf, dass man die komplexen Wechselwirkungen zwischen „mind" und „body" gezielt nutzen kann: Neue Denk- und Verhaltensweisen, aber auch spirituelle Erfahrungen können Veränderungen hervorrufen, die über unsere Psyche auf den Körper wirken – denn: Gesundheit beginnt im Kopf!

2., aktualisierte u. erweiterte Aufl. 2014. 189 Seiten, 6 Abb., kart.
€ 16,99 (D) / € 17,50 (A) | ISBN 978-3-7945-3083-0

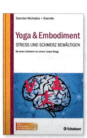

Elisabeth Baender-Michalska, Rolf Baender
## Yoga & Embodiment
**Stress und Schmerz bewältigen**

Stress und Schmerz bewältigen – der Weg vom Gehirn in den Körper und wieder zurück: Lesen Sie, wie Stress entsteht und welche gesundheitlichen und gesellschaftlichen Folgen er hat. Entdecken Sie die Funktionsweise und Wirkung von Yoga in Prävention und Therapie! Mit Hilfe des Kursprogramms können Sie anschließend Ihr Wissen in die Praxis umsetzen.

Mit einem Geleitwort von Johann Caspar Rüegg
2014. 311 Seiten, 124 Abb., 25 Tab., kart.
€ 29,99 (D) / € 30,90 (A) | ISBN 978-3-7945-3062-5

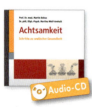

Martin Bohus, Martina Wolf-Arehult
## Achtsamkeit
**Schritte zu seelischer Gesundheit**

Achtsamkeitsübungen zeigen nachweislich vielfältige positive Wirkungen. Zahlreiche Übungen und Anleitungen sowie Meditationstexte verschiedener Längen sind anschaulich und direkt anwendbar; darüber hinaus erschließen profunde Hintergrund-Informationen wertvolles Wissen zum Umgang mit den eigenen Gefühlen.

2011. 2 Audio-CDs in Brilliantbox mit 16-seitigem Booklet, 71 Min.
€ 19,99 (D/A) | ISBN 978-3-7945-5185-9

www.schattauer.de  **Schattauer**

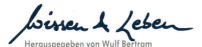

**UNTERHALTSAM + ANSPRUCHSVOLL**

Herausgegeben von Wulf Bertram

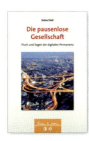

Rafael Ball
## Die pausenlose Gesellschaft
**Fluch und Segen der digitalen Permanenz**

Der Philosoph und Vordenker der digitalen Zukunft Rafael Ball veranschaulicht mit lebendigen Beispielen, welche individuellen und gesellschaftlichen Auswirkungen die aktuellen Entwicklungen mit sich bringen. Die digitale Permanenz errichtet damit unendlich viele und vielgestaltige Welten. Fluch oder Segen? Wir haben es – zumindest als aufgeklärte User – in der Hand!

2014. 127 Seiten, 21 Abb., kart.
€ 16,99 (D) / € 17,50 (A) | ISBN 978-3-7945-3080-9

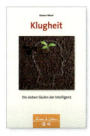

Rainer Bösel
## Klugheit Die sieben Säulen der Intelligenz

Was nützt Ihnen Ihre ganze schöne Intelligenz, wenn Sie sie nicht optimal einsetzen? Bösel zeigt, dass es die Klugheit ist, die uns befähigt, virtuos auf der Klaviatur unserer intellektuellen Fähigkeiten und Dispositionen zu spielen. Eine intelligente Spurensuche für alle, die professionell oder aus privatem Interesse die vielschichtigen Geheimnisse unserer rationalen, sozialen und emotionalen Leistungen ergründen wollen.

2014. 270 Seiten, 26 Abb., kart.
€ 19,99 (D) / € 20,60 (A) | ISBN 978-3-7945-3053-3

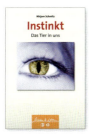

Mirjam Schmitz
## Instinkt Das Tier in uns

Die erfahrene Tierärztin Mirjam Schmitz geht diesen Fragen auf den Grund. Ihre ebenso scharfsinnigen wie originellen Analysen stützen sich dabei nicht nur auf Beobachtungen in ihrer eigenen Tierarztpraxis, sondern auch auf Erkenntnisse der (menschlichen) Neurobiologie.

2014. 190 Seiten, 13 Abb., kart.
€ 16,99 (D) / € 17,50 (A) | ISBN 978-3-7945-2994-0

www.schattauer.de  **Schattauer**